Tiroiditis de Hashimoto

Múltiples recetas, suplementos, ejercicios, plantas medicinales y consejos recomendados por el Endocrinólogo

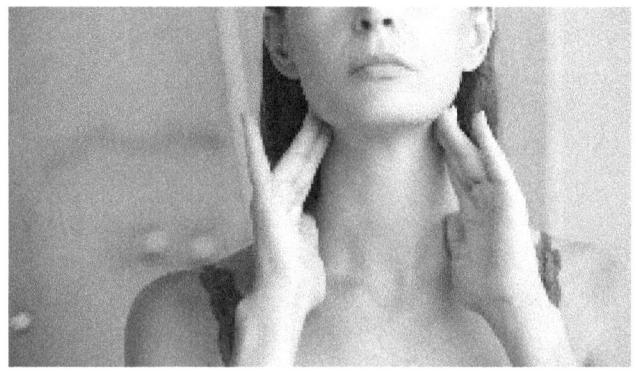

Mario Vega Carbó

Medicina Saludable 2022

A mis familiares originarios de Beniplixcar, España y de Manzanillo, Cuba.

A tío Manuel Carbó Calzada, ingeniero agrónomo y experto en plantas medicinales.

Y en especial a mi papá, Nicolás Vega Carrillo que siempre tiene un buen remedio natural para cada mal.

TABLA DE CONTENIDO

TABLA DE CONTENIDO 3

INTRODUCCIÓN 7

SECCIÓN 1. INFORMACIÓN PARA PRINCIPIANTES 10

CAPÍTULO 1. ¿QUÉ ES LA TIROIDITIS DE HASHIMOTO? 11

Hipotiroidismo ¿Qué le está sucediendo a tu cuerpo? 12

¿Por qué el sistema inmune ataca a las células del cuerpo? 13

Factores de riesgo asociados a la enfermedad de Hashimoto 14

Complicaciones, lo que ocurre cuando la enfermedad no se controla 17

Bases del tratamiento convencional 18

CAPITULO 2. RECETAS DE COCINA SALUDABLES 20

Dietas que podrían resultar favorables para un paciente con tiroiditis 21

Recetas para una dieta libre de gluten 26

¿Por qué eliminar los granos de la dieta? 32

Recetas para una dieta libre de granos 34

Recetas para la dieta paleolítica 40

Recetas para una dieta baja en índice glucémico 46

Recetas para una dieta densa en nutrientes....................52

Claves importantes a tener en cuenta si tienes tiroiditis de Hashimoto....................57

CAPITULO 3. REMEDIOS CON PLANTAS MEDICINALES 59

CAPÍTULO 4. SUPLEMENTOS ALIMENTICIOS 82

¿Hay algún suplemento recomendado para la tiroiditis de Hashimoto?....................83

Riesgos asociados al consumo de suplementos alimenticios 89

CAPITULO 5. MEJORES RUTINAS DE EJERCICIO....91

¿Qué tipo de ejercicio puede hacer alguien que sufre de la tiroides? 92

¿Qué dice la ciencia respecto al ejercicio en pacientes con tiroiditis?....................101

Recomendaciones especiales para pacientes con hipotiroidismo....................102

Ejercicio y consumo de medicamentos ¡Esto es lo que debes saber! 103

CAPÍTULO 6. EDUCACIÓN PARA EL MANEJO DE LA TIROIDITIS DE HASHIMOTO....................104

Medicina alternativa para tratar la Tiroiditis de Hashimoto 110

Recomendaciones en general para un paciente con tiroiditis de Hashimoto....................110

SECCIÓN 2. NIVEL AVANZADO 114

CAPÍTULO 7. TIROIDITIS DE HASHIMOTO 115
Causas más frecuentes 116
Síntomas comunes 118
Consecuencias o complicaciones 120
Bases del tratamiento médico convencional....................122
CAPÍTULO 8. ALIMENTACIÓN PARA LA TIROIDITIS DE HASHIMOTO..124
Consejos dietéticos a considerar.....................................125
Dietas sin gluten y sin cereales.......................................125
Dieta del protocolo autoinmune 128
Dieta libre de lácteos 129
Dieta de alimentos integrales densos en nutrientes 130
Recetas para la tiroiditis de Hashimoto 131
CAPÍTULO 9. REMEDIOS CON PLANTAS MEDICINALES 149
Capítulo 10. Suplementos..172
Capítulo 11. Ejercicios en la tiroiditis de Hashimoto.......195
Precauciones al hacer ejercicio ¿qué hacer y qué evitar?.196
Ejercicios cardiovasculares para la tiroiditis de Hashimoto 204
Ejercicios de fuerza para la tiroiditis de Hashimoto.........209
Recomendaciones finales 215
CAPÍTULO 12. EDUCACIÓN PARA LA TIROIDITIS DE HASHIMOTO 218

Consejos y recomendaciones generales para prevenir la tiroiditis de Hashimoto o retrasar sus complicaciones 219

Factores de riesgo y qué hacer..219

SECCIÓN 3. LA OPINIÓN DEL EXPERTO 226

Parte 1. Alimentos y suplementos que ayudan a detener el avance de la tiroiditis crónica de Hashimoto....................227

Parte 2. Jugos naturales para personas con la enfermedad de Hashimoto...236

Parte 3. Remedios naturales que ayudan a tratar la Tiroiditis crónica de Hashimoto 243

EPÍLOGO 251

REFERENCIAS BIBLIOGRAFICAS 253

Sobre el autor..265

Otros Libros de Endocrinología 268

Presencia online..269

INTRODUCCIÓN

El manejo de casi la totalidad de los procesos del cuerpo humano es controlado a través de una delicada regulación interna en la que las hormonas juegan un papel fundamental, especialmente las hormonas tiroideas, esenciales para impulsar los procesos del metabolismo células. Las hormonas son sustancias con naturaleza variada (proteica, esteroide) creadas por el sistema endocrino para estimular en los órganos y tejidos una función específica como madurar los óvulos, contraer los músculos, regular el nivel de azúcar en sangre y demás.

Las glándulas de secreción endocrina, como el caso de la tiroides, producen sus hormonas y las liberan para viajar mediante la sangre hacia el órgano que recibirá el mensaje, a partir de este estímulo se desencadenan una serie de procesos bioquímicos que dan lugar a una actividad en el cuerpo.

La cantidad de hormonas que produce tu cuerpo y viaja por el torrente sanguíneo es mínima, aunque en dosis suficiente para mantener tu organismo funcionando de la manera correcta. Desde luego, este sistema puede verse interrumpido y dañarse, entonces la producción de las hormonas se ralentiza, disminuye, aumenta o desaparece por completo ocasionando algún problema específico.

Cuando tu glándula tiroides falla y no produce hormonas tiroideas en cantidad suficiente, tu cuerpo experimenta un trastorno denominado "hipotiroidismo" y en la mayoría de los casos se debe a un problema secundario a una enfermedad autoinmune, conocida como "tiroiditis de Hashimoto".

Un paciente con este cuadro clínico siente que su metabolismo se ha hecho más lento, tiene dificultad para realizar sus actividades cotidianas debido a la fatiga y experimenta otros síntomas que le indican que algo no está bien.

La tiroiditis de Hashimoto y el hipotiroidismo no tienen cura, pero se controlan por medio de medicamentos y cambios en el estilo de vida, en otras palabras, se trata de una enfermedad crónica que acompañará el paciente por un tiempo indefinido y su tratamiento será largo, sino es que le acompaña durante toda su vida.

Si recientemente has sido diagnosticado, es muy probable que surjan en ti miles de preguntas y que, además, temas ya no recuperar la salud. Esto sucede en la gran mayoría de pacientes, pero debes saber que gracias a los avances de la ciencia las personas con enfermedades crónicas pueden llevar una vida normal siempre que sigan su tratamiento de manera responsable y para tu suerte, es uno tratamiento sencillo.

En este ebook, **Tiroiditis de Hashimoto,** te enseñaremos todo lo que necesitas saber sobre la enfermedad de Hashimoto, desde los aspectos más básicos que todo paciente debe conocer hasta la manera en que debes cuidarte para detener su avance.

Esperamos que en las próximas páginas encuentres una guía sencilla pero muy rica en contenido de valor, de manera que esta nueva etapa en tu vida no represente para ti un motivo de preocupación.

Tiroiditis de Hashimoto

SECCIÓN 1. INFORMACIÓN PARA PRINCIPIANTES

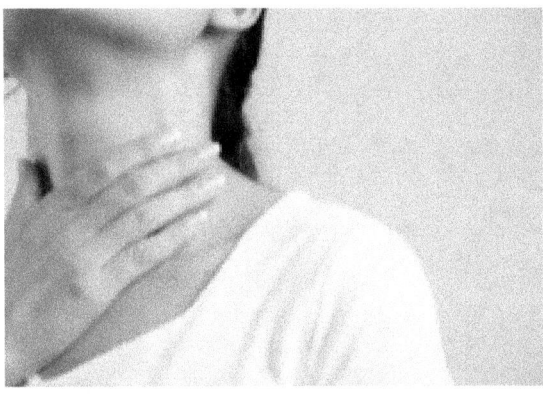

La Tiroiditis de Hashimoto es la enfermedad autoinmune más frecuente que afecta a tiroides. Por lo general, afecta a mujeres con más de 40 años, causando destrucción de las células de la tiroides y en consecuencia, hipotiroidismo. En esta primera sección, el objetivo es identificar los conceptos básicos en relación a la enfermedad, así como conocer estrategias de alimentación saludable (recetas, suplementos, infusiones naturales) para ayudar en el tratamiento complementar de esta enfermedad.

CAPÍTULO 1. ¿QUÉ ES LA TIROIDITIS DE HASHIMOTO?

La tiroiditis de Hashimoto -también conocida como enfermedad de Hashimoto- es una afección originada por una alteración en el sistema inmunológico que ataca y destruye las células de la glándula tiroides, esto hace que la producción hormonal sea menor e incluso se detenga.

La glándula tiroides es un elemento más en el sistema endocrino, se encuentra en la parte delantera del cuello, justo debajo de la manzana de Adán. Está formada por dos lóbulos, uno izquierdo y otro derecho, lo que le confiere un aspecto de mariposa, pero tiene un tamaño muy pequeño, a pesar de ello, es muy poderosa.

Las hormonas tiroideas llevan a cabo muchas funciones en el organismo, por ejemplo, obtener energía de los alimentos, llevar a cabo el desarrollo sexual y regular el metabolismo, así que cuando falla el cuerpo en general sufre de una afectación.

El ataque constante a las células de la tiroides genera inflamación y en algún punto detiene le producción hormonal generando hipotiroidismo. Este proceso normalmente es irreversible.

La enfermedad de Hashimoto es más frecuente en las mujeres que en los hombres y hay una prevalencia mayor en los adultos de edad media, aunque también se presenta en los niños y jóvenes adolescentes.

El 50% de los pacientes tienen en el inicio de la enfermedad un bajo nivel de hormonas tiroideas, la otra mitad mantiene niveles normales por mucho tiempo y solo en un pequeño porcentaje la tiroides se vuelve hiperactiva temporalmente, luego disminuye drásticamente.

La tiroiditis de Hashimoto puede estar acompañada de otros trastornos endocrinos como la hipoactividad de las glándulas suprarrenales y la diabetes, también pueden aparecer otras enfermedades autoinmunes como la artritis reumatoide, el lupus eritematoso sistémico, anemia perniciosa y síndrome de Sjögren.

Hipotiroidismo ¿Qué le está sucediendo a tu cuerpo?

Una de las consecuencias de la enfermedad de Hashimoto es el hipotiroidismo, que tiene lugar cuando la glándula tiroides no produce suficiente cantidad de hormonas, esto hace que sea más difícil para el cuerpo obtener energía y mantener activo el metabolismo.

La tiroides hipoactiva puede aparecer por otras causas, por ejemplo, por deficiencia de yodo o por enfermedades virales, sin embargo, un número considerable de casos están vinculado a un proceso autoinmune, es decir, a la tiroiditis de Hashimoto.

Algunos bebés nacen con hipotiroidismo, pero en estos casos se dice que es una causa congénita y se comienza con un tratamiento de reemplazo que le acompañará durante el resto de su vida.

¿Por qué el sistema inmune ataca a las células del cuerpo?

El sistema inmunológico tiene la importante tarea de mantenerte a salvo de cualquier patógeno que represente una amenaza. Los virus, bacterias, sustancias químicas, células dañadas o toxinas son interpretados por el sistema inmune como un elemento nocivo por lo tanto se encarga de eliminarlos.

Estas amenazas se conocen como antígenos y cada vez que son detectados se desencadena una respuesta inmune en la que se crean anticuerpos hechos a base de proteínas. Los anticuerpos atacan, debilitan y eliminan a los antígenos, por esto es que no contraes enfermedades e infecciones cada vez que sales de tu casa.

Cuando el sistema inmunológico reconoce el antígeno en el futuro envía los mismos anticuerpos mucho más rápido, de esta manera los patógenos no tienen oportunidad de proliferar y se defiende el cuerpo de manera mucho más eficiente, esto se conoce como inmunidad.

Es impresionante cuán efectivo puede ser el sistema inmunológico para combatir agentes externos que invaden el organismo, pero esta misma tenacidad se puede volver en contra y es lo que se conoce como "respuesta autoinmune".

El sistema inmunológico utiliza las mismas defensas que emplea contra los patógenos para atacar los distintos tejidos porque ha dejado de reconocerlos como parte del cuerpo y al ser un agente extraño cumple la tarea de eliminarlo.

No se sabe exactamente por qué el cuerpo desconoce repentinamente tejido que siempre ha estado dentro del cuerpo, pero se han considerado muchos factores que pueden ser responsables, por ejemplo, vacunas, infecciones, alimentos, deficiencias nutricionales, cambios en las hormonas, factores climáticos, higiene, genética y toxinas.

Este último ha sido un gran avance en los últimos años, de hecho, la Sociedad Española de Reumatología explica que existe mucha evidencia científica que demuestra que ser fumador aumenta el riesgo de sufrir artritis reumatoide hasta en un 20%, que se trata de uno de los factores ambientales más decisivos.

Cuando fumas las sustancias presentes en el tabaco pueden modificar la composición química de los tejidos y por eso dejan de ser reconocidos por el sistema inmunológico. Se cree que lo mismo ocurre con virus y bacterias que desencadenan otros procesos autoinmunes.

En el caso de la tiroiditis de Hashimoto aún no se ha determinado el patógeno que podría ocasionar la enfermedad, así que también se ha estudiado la genética como uno de los mayores responsables.

Factores de riesgo asociados a la enfermedad de Hashimoto

No se sabe exactamente que genera la enfermedad de Hashimoto, pero se han estudiado diversos factores que aumentan la probabilidad de padecerla, a continuación, se describen algunos de ellos:

Sexo femenino: Las mujeres son más propensas a sufrir de hipotiroidismo y de tiroiditis en comparación con el género masculino.

Edad: Puede aparecer a cualquier edad, pero es más frecuente en personas que atraviesan la edad media.

Enfermedades autoinmunes: Padecer otras enfermedades autoinmunes como la artritis, diabetes tipo I y el lupus aumenta las probabilidades de que desarrollar tiroiditis de Hashimoto.

Factor hereditario: Si tus familiares directos padecen tiroiditis autoinmune tienes una gran probabilidad de que tú también la desarrolles o que tengas en el futuro otras enfermedades autoinmunes.

Exposición a la radiación: Algunas personas jóvenes que son expuestas a la radiación ambiental con elementos químicos de cualquier tipo suelen desarrollar la enfermedad de Hashimoto.

Anomalías genéticas: La tiroiditis autoinmune es más común en personas que tienen anomalías cromosómicas de algún tipo, como el síndrome de Down, Turner y Klinefelter.

Síntomas ¿Qué siente una persona con la enfermedad de Hashimoto?

En las etapas iniciales de la enfermedad de Hashimoto es posible que aparezcan algunos síntomas, pero también es posible que no sientas molestias hasta que el daño ya está hecho. En la mayoría de las personas la evolución de la patología es progresiva y pueden transcurrir incluso años para que sea diagnosticada.

Los síntomas también son aparentemente inconexos y pueden confundirse fácilmente con estrés, falta de descanso y otras condiciones de salud, esto hace que el diagnóstico precoz sea aún más difícil.

Solo hasta que se hacen exámenes de laboratorio junto con una revisión exhaustiva del paciente es que un médico endocrino está totalmente seguro que se trata de la enfermedad, entre tanto, los síntomas que se manifiestan suelen ser:

Fatiga ante el mínimo esfuerzo

Sensibilidad al frío

Palidez en la tez del rostro y resequedad

Estreñimiento

Inflamación inexplicable en el rostro

Caída del cabello

Debilidad en las uñas

Agrandamiento de la lengua

Dolor y sensibilidad en las articulaciones grandes y pequeñas

Menstruaciones irregulares, muy largas o muy cortas

Debilidad en los músculos

Aumento de peso repentino e inexplicable

Depresión y falta de concentración o poca memoria

Complicaciones, lo que ocurre cuando la enfermedad no se controla

Cuando la tiroiditis de Hashimoto no se controla correctamente por falta de medicamentos o un mal uso de los mismos, el paciente puede desarrollar algunas complicaciones, en las próximas líneas enumeramos las más frecuentes.

Bocio: el ataque constante a las células de la tiroides puede ocasionar inflamación en el tejido y un agrandamiento anormal. Por lo general no se manifiesta dolor, pero sí se puede sentir incomodidad en el momento de tragar o respirar y la apariencia del cuello puede modificarse.

Problemas en las relaciones íntimas: La falta de hormonas hace que el deseo sexual disminuya considerablemente y con el paso del tiempo se acentúa por lo que el paciente suele evitar los encuentros íntimos.

Mixedema: Se trata de una afección caracterizada por el letargo profundo que más adelante se convierte en inconsciencia, solo aparece cuando el problema en la hormona ha avanzado demasiado y no se ha tratado de manera correcta.

Problemas cardiacos: La enfermedad de Hashimoto aumenta las probabilidades de ataques cardiacos debido a que hace más lento el metabolismo y con esto la acumulación de grasa en el cuerpo, como es bien sabido un exceso de lípidos obstruye las arterias, hace que el corazón trabaje demás y eleva la presión arterial.

Defectos de nacimiento: Los bebés de madres con tiroiditis tienen más probabilidades de nacer con defectos congénitos que los niños de madres saludables. El paladar hendido, los problemas intelectuales, insuficiencia cardiaca y renal son los más comunes en estos casos.

Bases del tratamiento convencional

La enfermedad de Hashimoto se determina luego de que un médico endocrino realiza pruebas de sangre y una valoración física del paciente.

En los exámenes de laboratorio se mide la concentración de la hormona tiroxina (T4), triyodotironina (T3) y de la hormona estimulante de la tiroides (TSH). Cuando el valor de TSH es más elevado de lo usual indica que él se está estimulando de más a la tiroides con el fin de que produzca más hormonas.

También se hace un análisis de sangre para determinar si hay anticuerpos tiroideos, esto señala si el sistema inmunológico ha creado anticuerpos que atacan a la glándula.

Una vez que se cuenta con la evidencia suficiente para el diagnóstico entonces se procede con el tratamiento, que normalmente consiste en reemplazar de manera artificial la hormona tiroidea. La mayoría de pacientes experimentan una notable mejoría de los síntomas y al cabo de cierto tiempo remiten por completo, sin embargo, deben continuar con la medicación.

No hay un tratamiento específico para la enfermedad de Hashimoto y como la mayoría de pacientes evolucionan al hipotiroidismo los fármacos utilizados son las hormonas artificiales, también se le pide al paciente que evite el exceso de yodo.

En consulta es posible que el médico examine el cuello para determinar si hay inflamación en la tiroides y de juzgarlo necesario puede hacer exámenes de prolactina en suero, sodio en suero y colesterol.

Si tomas otros medicamentos deberás indicárselo al médico a cargo de tu caso porque el reemplazo de las hormonas podría reaccionar con otras sustancias, como ocurre con los fármacos utilizados para la epilepsia.

En caso de que los síntomas persistan a pesar del reemplazo hormonal será necesario ajustar la dosis y si aun así no hay una mejoría notable entonces podría tratarse de un problema de salud diferente. Deberás consultar con tu médico.

CAPITULO 2. RECETAS DE COCINA SALUDABLES

En algunas enfermedades la alimentación juega un papel clave para mejorar o reducirlos los síntomas, por ejemplo, un paciente con diabetes debe restringir su consumo de carbohidratos y azúcar con el fin de que los niveles de insulina en su cuerpo puedan estabilizarse junto con la ayuda de los fármacos.

En realidad, una dieta balanceada nos mantiene a todos saludables y llenos de energía, pero no se trata de una cura mágica, sino más bien de la forma correcta de cuidar de nosotros mismos y que no llevamos a la práctica a pesar de ser conscientes de que tendríamos más bienestar si modificamos nuestros hábitos.

En el caso de los trastornos autoinmunes, como la tiroiditis de Hashimoto, no hay pruebas científicas que demuestren que una alimentación restrictiva o centrada en ciertos alimentos pueda mejorar la condición, sin embargo, en todos los pacientes con este tipo de patología la recomendación general es mantenerse saludables en la medida de lo posible y para esto es necesario comer bien.

Siempre que sea posible prepara tus propias comidas y dales prioridad a las verduras, frutas, vegetales, proteínas de alto valor biológico, grasas saludables y carbohidratos no procesados.

Estas recomendaciones son muy sencillas y pueden ser útiles siempre y cuando no tengas intolerancia a algunos alimentos. Esto con frecuencia representa un desafío para un número considerable de pacientes con la enfermedad de Hashimoto porque junto con su nueva condición de salud su organismo comienza a rechazar algunos ingredientes.

Así pues, cerca del 75% de las personas con la enfermedad de Hashimoto son intolerantes a la lactosa por lo que experimentan un gran malestar cuando consumen productos comunes como el helado y merengadas. Además de las molestias estomacales producidas por la intolerancia a la leche, estas personas corren el riesgo de que el medicamento no se absorba correctamente y sienten que no tienen un control verdadero de la enfermedad.

Por fortuna no todas las personas diagnosticadas desarrollan intolerancias alimentarias, pero conviene prestar atención a las molestias que puedan surgir, de esta manera se pueden tratar a tiempo antes de que se conviertan en un malestar recurrente.

De igual manera, no todos los pacientes reaccionan igual al medicamento, así que es necesario que mantengas una comunicación abierta con el médico a cargo de tu caso y si sospechas de alguna intolerancia podrías hacerte un examen de sensibilidad alimenticia para descartar tus dudas.

Dietas que podrían resultar favorables para un paciente con tiroiditis

La alimentación no representa una cura definitiva para la enfermedad de Hashimoto, pero ciertos regímenes pueden resultar más beneficiosos si se tiene intolerancia o sensibilidad.

En este sentido, las dietas más recomendadas son la dieta libre en gluten, dieta paleolítica, dieta densa en nutrientes, dieta baja en Índice Glucémico y dieta sin granos porque no interfieren con la medicación del paciente y le permiten sentirse saludable y vital.

A continuación, explicamos en qué consiste cada uno de estos regímenes y daremos algunos ejemplos de su menú, pero ten en cuenta que solo un profesional nutricionista puede evaluar tus verdaderas necesidades y crear un plan de alimentación adecuado para ti, las siguientes páginas solo sirven de guía.

Régimen N°1: Dieta libre de gluten

El gluten es una proteína natural que se encuentra en presente en el trigo, centeno, cebada y triticale, que es un cruce entre el centeno y el trigo y normalmente causa muchas intolerancias y sensibilidad en quienes lo ingieren con regularidad.

A pesar de que se trata de una sustancia natural y muy utilizada por los seres humanos, no todas las personas son capaces de asimilarla completamente, esto es muy evidente en la enfermedad celiaca, pero también hay personas saludables que no toleran muy bien esta proteína y no son conscientes de ello.

Cuando el gluten entra en el sistema digestivo de un paciente celiaco la composición química de su intestino se modifica por lo que el sistema inmunológico lo desconoce como propio e inicia un ataque al tejido, que termina por inflamarse y generar dolor. Con el tiempo esta reacción constante impide la absorción de nutrientes y un estado de desnutrición a pesar de que se coma gran variedad de alimentos.

En las personas no celiacas la reacción es menos grave y se manifiesta con problemas digestivo o erupciones cutáneas. Los pacientes con tiroiditis de Hashimoto pueden sentir que los síntomas se agudizan cuando consumen gluten con regularidad.

Se cree que la proteína del gluten llamada gliadina tiene una estructura molecular muy similar a la de la glándula del tiroides, esto hace que el sistema inmunitario de se confunda y que al detectar la sustancia en el sistema inmunológico también ataque la glándula tiroides.

En estos casos, los síntomas de la enfermedad de Hashimoto se reducen de manera importante o desaparecen. Esto explicaría por qué según un estudio llevado a cabo en el año 2001 (1) se determinó que centre el 15-30% de pacientes celiacos se presentaba también tiroiditis de Hashimoto.

La dieta libre de gluten consiste en eliminar la ingesta de alimentos que contengan esta proteína, así que el centeno, trigo, avena y cebada están prohibidos, al igual que algunos medicamentos, vitaminas y preparaciones que puedan contenerlo.

Debido a que los cereales nombrados anteriormente son tan comunes, resulta un poco difícil adaptarse y reemplazar los alimentos, así que el asesoramiento profesional juega un papel fundamental.

Alimentos sin gluten que puedes comer regularmente

Cuando vayas de compras asegúrate de leer la etiqueta de los productos que compras, deben decir "gluten free" para que puedas comerlo sin correr el riesgo de tener una reacción.

A continuación, encontrarás una lista de alimentos sin gluten aptos para pacientes con tiroiditis de Hashimoto:

Frutas y verduras frescas y conservadas, pero es mejor el consumo de temporada para evitar los aditivos

Carne de res, ternera, cerdo, pescados, aves, mariscos y huevos

Cereales como el arroz, quinoa, amaranto, mijo, sorgo, teff y trigo sarraceno, sémola de maíz, copos de arroz, arroz integral y tortillas de maíz

Legumbres y frutos secos al natural

Lácteos no saborizados, queso crema, queso curado, yogurt, mantequilla, margarina, requesón

Refrigerios como la gelatina, pudín, palomitas de maíz, galletas de arroz, papas fritas

Condimentos como la sal, pimienta, miel, melaza, azúcar blanco, azúcar moreno, especias y hierbas, salsas que no ameriten harina, encurtidos, aceitunas, mostaza, vinagres destilados, aliño para ensalada

Aceites (todos los tipos)

Alimentos con gluten que es mejor evitar

En las próximas líneas encontrarás una breve lista de los alimentos que contienen o podrían contener gluten, así que es mejor que los evites en tu dieta diaria.

- Trigo
- Cebada
- Espelta
- Centeno
- Avena
- Kamut
- Bulgur
- Productos derivados de estos cereales, por ejemplo, el pan, pasta, panquecas, tortas, pasteles, galletas y postres
- Embutidos
- Patés
- Sustitutos del café
- Conservas de carne y pescado
- Frutos secos tostados o fritos
- Helados, merengadas y preparaciones similares
- Caramelos y golosinas
- Sustitutos de chocolate

Recetas para una dieta libre de gluten
Receta N°1: Farinata o torta di ceci

La farinata, también conocida como fainá o torta di ceci, es un plato de origen italiano preparado a base de harina de garbanzos, como no contiene cereales es perfecta para las personas que evitan el gluten, sin embargo, asegúrate de comprar una marca que garantice que el producto no está contaminado con trazas de otros alimentos.

Actualmente también es un plato común en argentina y se encuentra en las pizzerías con distintas variaciones, al igual que sucede con la pizza en varias partes del mundo.

Ingredientes

50 gramos de harina de garbanzo

150 mililitros de agua

20 mililitros de aceite de oliva

1 pizca de sal

Pimienta al gusto

Queso rallado en cantidad necesaria para aderezar

Orégano, tomillo, ajo, laurel según tu preferencia

Preparación

La masa debe prepararse con anticipación, por lo menos unas cuatro horas antes de cocerse así que puedes hacerla el fin de semana y congelarla para usarla cualquier día de la semana, cuando no tienes tanto tiempo para cocinar.

Coloca la harina en un recipiente y agrega el agua lentamente, utiliza una cuchara de palo o un batidor en forma de globo para que la tarea sea más sencilla. Debe quedar como resultado un líquido sin grumos.

Coloca un poco de papel film por encima del recipiente y deja reposar a temperatura ambiente en una zona fresca no muy calurosa. Luego de dos horas remueve con la ayuda de una cuchara.

Luego de cuatro o seis horas precalienta el horno a temperatura máxima, también coloca la bandeja dónde vas a hacer la farinata adentro para que se caliente. Debe tener un diámetro de 25 cm.

Agrega sal a la masa y remueve, coloca el aceite en la bandeja y con cuidado vierte la masa por encima hasta que se cubra el molde por completo. Agrega la pimienta negra, sal y los aderezos que prefieras.

Baja el fuego al mínimo y coloca la preparación en el horno por 25 minutos o hasta que el borde comience a tostarse, el interior debe estar dorado. Luego agrega el queso y coloca el horno en modo gratinar por cinco minutos más.

Corta en trozos triangulare, como se acostumbra con la pizza y sirve inmediatamente.

Receta N°2: Lentejas estofadas

Las lentejas son uno de los alimentos más nutritivos que existen porque te aportan minerales, vitaminas, proteínas y carbohidratos con poca grasa, también son muy versátiles y pueden ir acompañadas de carnes, verduras y cereales como el arroz.

Es común cocinar las lentejas con embutidos como las salchichas, sin embargo, estos productos no se aconsejan en la dieta libre de gluten.

Ingredientes

60 gramos de lentejas

1 diente de ajo

1 hoja de laurel

½ cebolla morada

1 zanahoria pequeña

½ pimiento rojo

½ pimiento verde

Caldo de verduras

Sal y pimienta al gusto

Aceite de oliva en cantidad necesaria

Preparación

Lava y pela las zanahorias, el ajo y la cebolla, lava los pimientos y retira las semillas, corta todo en cuadrados pequeños. En una olla mediana coloca un poco de aceite, agrega la cebolla y el ajo y cocina por un par de minutos, agrega los pimientos, cocina por dos minutos más y añade por último la zanahoria. Cocina por cinco minutos más.

Agrega las lentejas crudas, el caldo de verduras, la sal y especias que prefieras. El caldo debe superar a las lentejas por lo menos en tres partes. Cocina hasta que estén blandas sin que pierdan su forma. Retira del fuego y dejar reposar durante 15 minutos antes de servir.

Receta N°3: Arroz al horno

El arroz es un ingrediente común en varios países de América Latina, de hecho, forma parte de la alimentación diaria de muchas personas porque es muy saludable, económico y versátil.

Lo más habitual es preparar el arroz cocido en estufa o en olla arrocera, sin embargo, también es posible hacerlo en el horno.

Ingredientes

½ taza de arroz

1 taza de caldo de pollo, res o de verduras

¼ lata de garbanzos pequeña

50 gramos de tomate triturado

½ cebolla morada

2 dientes de ajo

1 lonchas de panceta

½ tomate

100 gramos de costilla de cerdo

Sal y pimienta

Aceite de oliva en cantidad necesaria

Preparación

Lava y corta en trozos pequeños la panceta y la costilla de cerdo, agrega la sal y reserva. Calienta el caldo en una olla pequeña a fuego medio, comprueba la sal y si gustas agrega una especie de tu preferencia.

Lava y pela el ajo y cebolla, córtalos en cuadritos pequeños, lava el tomate y corta en rodajas, reserva. Coloca un sartén a calentar a fuego medio, agrega aceite y sofríe un poco la panceta y carne de cerdo, retira del fuego.

En una cacerola que pueda meterse al horno sofríe el tomate, el tomate triturado, los garbanzos y el arroz, revuelve todo y deja que se cocine por tres minutos. Añade la carne, el tomate en rodajas y agrega el caldo.

Cocina por 20 minutos a 220°C, luego de este tiempo deja reposar por 5 minutos y sirve inmediatamente.

Receta N°4: Pechugas de pollo a la sidra

La pechuga de pollo es una de las carnes más recomendadas para dietas y regímenes alimenticios porque es una de las partes de esta ave con menos grasa. Se pueden preparar platillos con mucho sabor siempre que se combine con especias, verduras y salsas libres de harinas.

Ingredientes

1 pechuga de pollo pequeña

250 mililitros de sidra de manzana

2 hojas de laurel

1 clavo de olor

2 zanahorias pequeñas

15 ml de miel

Sal, pimienta negra y cardamomo al gusto

Aceite de oliva virgen extra

Preparación

En un recipiente hondo mezcla la sidra con una cucharadita de sal, agrega las especias a tu gusto. Lava y seca las pechugas con papel de cocina, retira la grasa visible y sumerge dentro de la sidra tratando de que quede totalmente cubierta, también podrías agregar jugo de piña. Cubre con papel film y lleva a la nevera, deja reposar por lo menos dos horas.

Transcurrido este tiempo escurre las pechugas, pero conserva el líquido, agrégales pimienta. Calienta un sartén apto para el horno a fuego medio y coloca el pollo a cocinar por ambos lados. Cuando ya esté dorado agrega un poco más de sidra y cocina ambos lados por cinco minutos más.

Precalienta el horno a 200°C. Lava, pela y corta en bastones las zanahorias, deben tener por menos un centímetro y medio de grosor, agrega pimienta.

Agrega al pollo la miel y las zanahorias, cocina por un par de minutos y lleva al horno hasta que el pollo esté cocido por dentro y las verduras tiernas. Deja reposar y sirve inmediatamente.

Régimen N°2: Dieta sin granos

El segundo régimen estudiado que podría tener una mejoría en los síntomas de la tiroiditis de Hashimoto es la dieta sin granos, que consiste básicamente en eliminar los productos con gluten y aquellos que contienen otras sustancias que en menor proporción causan alergias alimentarias.

Una dieta sin centeno, avena y trigo puede parecer muy restrictiva y si además eliminas los granos, las posibilidades se reducen de manera importante porque las harinas, pastas y legumbres quedan por fuera de tu menú semanal.

Un régimen de este tipo puede ayudarte a bajar de peso rápidamente y si tienes la tendencia a engordar te podría ayudar a mantener tu talla, sin embargo, es preferible que se opte por una dieta sin granos solo si tu salud lo amerita.

Los granos son una fuente importante de fibra, proteína, vitaminas y minerales, están presentes en muchos productos y preparaciones, incluso se alaban las propiedades de algunos como el amaranto, quinoa y alforfón, que son los más saludables para el organismo.

¿Por qué eliminar los granos de la dieta?
Si los granos son tan saludables ¿por qué eliminar de la dieta aquellos que no contienen gluten? La respuesta es sencilla y si bien no aplica a todos los casos, algunas personas con enfermedades autoinmunes experimentan un empeoramiento de los síntomas gracias a las sustancias presentes en estos alimentos.

En un estudio llevado a cabo en el año 2010 (2) se estudió la recuperación de la mucosa en los adultos con enfermedades celiacas luego de que se que abandonara el gluten, luego de un tiempo un grupo de los participantes no mostraban la mejoría deseada y los exámenes demostraban que la inmunoreactividad todavía estaba presente.

Los investigadores profundizaron aún más en su análisis y descubrieron que las prolaminas no glutenosas de otros granos también pueden estar implicadas en procesos de autoinmunidad para individuos susceptibles, es decir, otro tipo de sustancias en los granos también puede causar daño.

De esta manera descubrieron que la prolamina orzenin, que se encuentra en el maíz, aumenta la inmunoreactividad en los individuos con enfermedad celiaca y que también puede estar presente en el arroz.

Hasta la fecha el arroz se consideraba un alimento hipoalergénico y muy saludable, pero tras esta investigación se considera que hace falta más información para confirmarlo.

La prolamina orzenin es la causa frecuente del síndrome de enterocolitis inducida por proteínas de los alimentos, que genera una respuesta autoinmune en las células gliales.

El mijo, sorgo y otros granos panicoides que se utilizan como reemplazo del gluten contienen prolaminas similares a la zeína y estas también son muy resistentes a la digestión por lo que se considera que pueden ser responsables de intolerancias alimenticias porque están implicadas en el proceso de mimetismo molecular, que es potencialmente dañino en personas con enfermedades autoinmunes.

Recetas para una dieta libre de granos
Receta N°1: Panquecas de plátano

Las panquecas, también conocidas como panqueques, son una preparación común en el desayuno en muchas partes del mundo, pero se elaboran a partir de harina de trigo, que es un alimento prohibido en regímenes libre de gluten y granos.

Esta receta de panquecas de plátano puede reemplazar la original.

Ingredientes

1 plátano (banana) maduro

2 huevos grandes

1 pizca de sal

1 pizca de bicarbonato de sodio o levadura química

1 pizca de canela molida

1 cucharadita de azúcar morena

Aceite de oliva en cantidad necesaria para engrasar el sartén

Preparación

Retira la cáscara del plátano, córtalo en trozos pequeños y con la ayuda de un tenedor tritúralo muy bien, debe quedar como una papilla sin grumos.

En un recipiente aparte bate los huevos y viértelos sobre el plátano machacado, remueve muy bien hasta obtener una mezcla homogénea, agrega la sal, bicarbonato, canela y azúcar.

Calienta un sartén antiadherente y agrega unas gotas de aceite o mantequilla, con la ayuda de un cucharón vierte la mezcla, cocina a fuego medio hasta que en la superficie de la panqueca comiencen a aparecer huecos pequeños, dale la vuelva y cocina por el otro lado hasta que esté dorado.

Continua con el mismo procedimiento hasta que la masa que preparaste se termine, a medida que vas haciendo las panquecas colócalas en un plato cubierto con un paño para mantenerlas calientes, que es cuando tienen mejor sabor.

Puedes agregar otros ingredientes a la mezcla según tu preferencia, por ejemplo, uvas pasas, pero deberás cortarlos en trozos pequeños para que no se rompa la panqueca mientras se cocina.

Receta N°2: Cloud bread

El cloud bread es una preparación que pretende sustituir el pan en una dieta sin granos, desde luego su textura no es la misma, pero puede utilizarse para emparedados en el desayuno o cena.

Ingredientes

3 huevos enteros (con su yema y clara)

100 gramos de queso crema o requesón (también funciona el yogurt griego natural)

1 pizca de levadura química

1 pizca de sal

Preparación

Precalienta el horno a 150° C, mientras tanto bate las claras a punta de nieve con la ayuda de una batidora manual o utilizando un tenedor enérgicamente, cuando estén en el punto deseado agrega la levadura.

Mezcla las yemas con el requesón o queso crema, si utilizas un producto sin grasa obtendrás un pan menos esponjoso.

Incorpora lentamente las claras, siendo cuidadoso para que no se bajen. Coloca pequeñas cantidades de la mezcla en una bandeja apta para el horno previamente engrasada o con papel. Hornea durante 25 minutos o hasta que alcancen un color dorado uniforme.

Receta N°3: Pizza con base de pollo

Esta pizza reemplaza la base que normalmente se hace con harina de trigo por pollo, también puede hacerse con coliflor, pero el procedimiento es un poco diferente y es más elaborado.

Ingredientes

300 gramos de pechuga de pollo

1 huevo

½ pimentón dulce

5 ml de aceite de oliva

70 gramos de queso mozzarella

6 aceitunas verdes

1 pizca de sal

Preparación

Lava y corta la pechuga de pollo en cubos grandes, introdúcelos en una batidora o motor de cocina, junto con el huevo y la sal, procesa hasta conseguir una pasta homogénea y pegajosa al tacto.

En una placa antiadherente con aceite de oliva extra virgen o papel vegetal coloca la mezcla intentando dar una forma circular. El horno debe estar a 180-200°C.

Cocina hasta que el borde comience a adquirir un color dorado, luego saca del horno para darle la vuelta y cocina por el otro lado, si vez que la mezcla está un poco seca agrega un poco de aceite de oliva y espárcelo con la ayuda de una brocha. Antes de meter al horno nuevamente agrega el pimentón

Cuando la segunda cara esté cocina retira del horno y agrega el queso por encima, las aceitunas y las especies que desees. Deja que se gratine por cinco minutos.

Receta N°4: Cuscús de coliflor

El cuscús es un cereal que proviene del trigo, el cual sabemos es un alimento prohibido en esta dieta, por lo que será reemplazado por coliflor.

Ingredientes

700 gramos de coliflor fresca

30 mililitros de aceite de oliva

15 mililitros de jugo de limón

4 gramos de sal

1 pizca de pimienta molida

Preparación

Retira el tronco central de la coliflor y los tallos, puedes conservarlos para agregarlos luego a un caldo o hacerlos en puré, para esta receta solo se utilizan las flores, que deberás lavar muy bien y luego secar con una toalla de cocina.

Tritura la coliflor con la ayuda de un rallador o un procesador de alimentos, debes obtener unas migas similares a las sémolas del cuscús, sino tienes procesador o rallador también puedes utilizar un cuchillo, pero te tomará más tiempo.

Cocina el cuscús al vapor por cinco minutos y agrega pimienta. Pare servir retira de la olla al vapor, agrega una cucharada de aceite, jugo de limón y comprueba la sal. Puedes acompañarla con verduras cocidas, frutos secos y especias.

Régimen N°3: Paleolítica

La dieta paleolítica o dieta "Paleo" busca imitar la alimentación de nuestros antepasados más antiguos, que se basaba en alimentos enteros y sin procesar, lo más natural posibles.

Así pues, en este régimen el consumo de animales en libertar y alimentados con pasto tiene prioridad, al igual que las verduras, nueces, semillas, mariscos y grasas saludables como el aguacate y el aceite de oliva, a pesar de que este último es un alimento procesado se trata de uno de los más saludables que existe.

Los alimentos prohibidos son los granos, lácteos, papas, porotos, lentejas, azúcar refinada y demás aceites.

La dieta paleolítica tiene buenos beneficios en pacientes con enfermedades autoinmunes porque se eliminan alimentos que pueden producir inflamación y daño en los tejidos, tales como:

Lácteos

Legumbres

Granos y cereales

Almidones

Alcohol

Azúcar

En contra posición los alimentos permitidos son:

Frutas, verduras y tubérculos

Carne proveniente de animales alimentados con pasto

Huevos

Mariscos

Frutos secos y semillas

Especias y condimentos naturales

Grasas saludables

Aceite de oliva

Recetas para la dieta paleolítica
Receta N°1: Rollitos de sardinas con verduras al horno

La carne de todo tipo está permitida en la dieta paleo, pero siempre se recomienda optar por productos que provengan de empresas responsables que garanticen una alimentación natural a los animales, de esta manera se evitan sustancias químicas que puedan resultar perjudiciales para la salud.

Ingredientes

3 sardinas frescas

½ pimentón rojo

25 gramos de judías verdes

½ naranja

Vinagre de Jerez en cantidad necesaria

Ajo granulado

Sal

Huevas

Aceite de oliva virgen extra en cantidad necesaria

Preparación

Precalienta el horno a 180°C, mientras tanto limpia las sardinas retirando las escamas, cortando la cabeza y la punta de la cola, abre en forma de mariposa sin retirar los filetes y extrae las vísceras. Cundo esté lista lava con agua fría y deja que se seque.

Lava el pimentón y las judías, corta el primero en bastones finos, del tamaño de un dedo aproximadamente. Puedes cocer ambos ingredientes con agua o al vapor.

Coloca las sardinas con la piel hacia abajo, agrega un poco de ajo y pimienta, reparte los bastones de pimentón y las judías, luego con mucho cuidado enrolla. Para sujetas deberás utilizas uno o dos palillos.

Coloca cada rollo en una bandeja previamente engrasada, baña los rollos de sardina con aceite de oliva y la mitad del zumo de la naranja. Lleva al horno por 10 minutos.

Para servir retira los palillos, como ya está cocido no perderá la forma. Mezcla la naranja con dos cucharadas de aceite de oliva, unas gotas de vinagre y pimienta al gusto.

Aliña los rollitos, adereza con las huevas, la sal y sirve.

Receta N°2: Conejo con zanahorias y champiñones

El conejo es una carne saludable que no se utiliza mucho en América, pero es popular en Europa por sus nutrientes y su sabor agradable. En la dieta paleo es un plato recurrente.

Ingredientes

¼ de conejo en trozos

½ cebolla

5 zanahorias pequeñas

½ cucharadita de aceite de oliva

½ taza de champiñones rebanados

1 diente de ajo

2 hojas de laurel

250 mililitros de agua

Tomillo, sal y pimienta al gusto

Preparación

Lava y retira la cascara de la cebolla y el ajo, córtalos en trozos pequeños. Coloca una olla grande a calentar a fuego medio con el aceite de oliva, agrega la cebolla y el ajo y deja que se sofrían por un par de minutos.

Lava y pela las zanahorias, córtalas en rebanadas finas y agregas a la cebolla y el ajo, revuelve muy bien todo y cocina a fuego medio por 15 minutos.

Agrega el conejo en trozos, el laurel y las especies. Tapa la olla y cocina a fuego lento por dos horas, remueve cada cierto tiempo para asegurarte de que la carne se cocine correctamente.

Transcurrido este tiempo la carne debe estar blanda y puede pincharse fácilmente con un tenedor.

Receta N°3: Receta ligera de ensalada de brócoli y fruta con pollo a la parrilla

El brócoli es una verdura repleta de vitaminas y minerales, además, requiere de poco tiempo de cocción así que no es una sorpresa que se incluya en muchos platos de la dieta paleo.

Ingredientes

½ brócoli

½ pechuga de pollo

25 gramos de arándanos

50 gramos de mandarina

Zumo de limón

Tomillo fresco o seco

Romero fresco o seco

Pimienta negra molida

Sal

Aceite de oliva virgen extra

Preparación

Lava el brócoli y corta los ramilletes dejando de lado el tallo, el cual puedes utilizar para otras recetas como cremas y sopas. Cuece el brócoli al vapor durante 5 minutos, esta es la mejor alternativa para que no pierda nutrientes.

Calienta una parrilla o plancha con un poco de aceite de oliva, cocina el pollo por ambos lados. Deja enfriar y corta en piras medianas, luego agrega tomillo y romero.

Lava bien los arándanos, suelta la mandarina de sus gajos y coloca estos ingredientes en un bowl, agrega el brócoli, el pollo, la sal, jugo de limón, aceite de oliva y las especias a tu gusto.

Receta N°4: Huevos al horno con calabacín

Los huevos también forman parte de la dieta paleo, pero de preferencia deben ser orgánicos, recuerda que se trata de hacer una aproximación a una alimentación muy natural, tal y como lo hicieron nuestros antepasados.

Ingredientes

½ calabacín

½ cebolla

2 huevos

1 diente de ajo triturado

1 cucharadita de perejil fresco

10 mililitros de vinagre de manzana o de arroz

Cúrcuma molida

Hierbas a tu gusto

Sal y pimienta

Preparación

Precalienta el horno a 200 °C, engrasa con aceite de oliva una cacerola pequeña individual de preferencia una que tenga tapa resistente a altas temperaturas.

Mientras tanto lava y pela el calabacín, córtalo en trozos muy pequeños, haz lo mismo con la cebolla. Agrega sal, pimienta y cúrcuma, el ajo y las hierbas que prefieras.

Reparte las verduras en la cacerola y hornea por 10 minutos, luego espera que se enfríe y has un hueco en el centro de las verduras, aquí agregarás los huevos, que deben llevar sal y pimienta. Hornea hasta que estén bien cuajados. Sirve con perejil fresco para decorar.

Régimen N°4: Dieta baja en Índice Glucémico (IG)

Una dieta con bajo índice glucémico consiste en medir como cada alimento afecta los niveles de azúcar en sangre, el principio fundamental es consumir alimentos que tengan poco impacto en el aumento de la glucosa.

Este régimen puede ser beneficioso para las personas con diabetes tipo 2, problemas para controlar el azúcar, enfermedades coronarias y obesidad.

La principal restricción gira en torno a los carbohidratos, que son el nutriente que se convierte en glucosa luego de la digestión y puede aumentar los niveles de azúcar.

Alimentos a evitar en una dieta baja en índice glucémico

A continuación, presentamos los alimentos que debes evitar cuando haces una restricción importante en la cantidad de carbohidratos que consumes:

- Pan blanco de cualquier tipo, incluso el pan pita
- Cereales del desayuno y cereales azucarados
- Verduras harinosas como la papa
- Pastas y fideos
- Arroz
- Frutas muy calóricas como la banana, melón y ciruelas
- Reemplazos de lácteos
- Postres y aperitivos salados

Recetas para una dieta baja en índice glucémico

Receta N°1: Wrap o rollo de claras con judías negras, maíz y aguacate

Al utilizar las claras de huevo en lugar de una tortilla de maíz tradicional o una de pan pita se sustituyen los carbohidratos por proteína, así que este platillo está permitido dentro del régimen.

Ingredientes

3 claras de huevo

30 gramos de aguacate

30 gramos de judías negras cocidas

1 mazorca de maíz

1 cucharada de perejil fresco picado

1 diente de ajo triturado

Sal y pimienta al gusto

10 mililitros de aceite de oliva

Preparación

Coloca a hervir la mazorca o cocínala al vapor, luego cuando esté fría retira los granos hasta un tercio de ella, conserva el resto para otra receta.

Aparte separa las claras de las yemas, y bate las claras con la sal, pimienta y especies de tu preferencia.

Calienta una sartén antiadherente y coloca unas gotas de aceite de oliva, colócalas claras y esparce de manera uniforme, cocina por un par de minuto, hasta que la tortilla comience a cuajar y ser formen pequeños agujeros en la superficie.

Coloca por encima las judías, el aguacate rebanado y los granos de la mazorca, deja que se cocine un poco más y cuando se pueda despegar de la sartén comienza a enrollar cuidadosamente para formar el wrap. Sirve caliente.

Receta N°2: Ensalada de merluza

Esta ensalada está preparada a base de proteína, pero contiene otros ingredientes que le aportan sabor y más nutrientes, como vitaminas y minerales. Es perfecta para una cena o almuerzo.

Ingredientes

200 gramos de merluza

1 tomate pequeño

¼ de pimentón verde

1 cebolla pequeña

El jugo de medio limón

1 cucharadita de perejil fresco

1 cucharada de aceite de oliva

Sal y pimienta al gusto

Preparación

Coloca en una olla mediana un poco de agua y de sal, cuando comience a hervir agrega los filetes de merluza y cocina hasta que estén completamente blandos. Retira del fuego y escurre.

Mientras la carne de pescado se enfría lava y pica las verduras, corta en cubos pequeños el tomate, el pimentón y la cebolla.

Desmenuza la carne y mezcla con las verduras, condimenta con el jugo de limón, aceite, sal, pimienta y perejil fresco.

Receta N°3: Tacos de lechuga con ensalada cremosa de pollo y yogur

La lechuga en esta receta reemplaza las tortillas de maíz y trigo, que son más calóricas y contienen muchos más carbohidratos.

Ingredientes

½ pechuga de pollo ya cocida

½ apio

½ zanahoria

25 ml de yogur griego

1 cucharada de mayonesa

El zumo de medio limón

1 cucharadita de mostaza

1 tomate pequeño

1 diente de ajo

½ lechuga romana

Sal y pimienta negra

Preparación

Con las manos o utilizando un tenedor desmenuza la pechuga de pollo, reserva.

Lava las verduras, pela la zanahoria y rállala, retira los filamentos gruesos del apio y pica muy finamente. Pica el tomate en cuadros pequeños.

Mezcla todos los ingredientes con el pollo, agrega la mostaza, la mayonesa, el jugo de limón y las especias, mezcla muy bien.

Retira las hojas de lechuga y lava muy bien cada una, para eliminar los posibles patógenos sumérgelas en agua fría con vinagre por un par de minutos. Sácalas del agua y seca con una toalla de cocina absorbente.

Sirve la preparación del pollo con las verduras en el interior de las hojas de lechuga y enrolla como si fueran tacos. Sirve y come inmediatamente.

Receta N°4: Hamburguesas de solomillo de atún

Esta hamburguesa puede acompañarse con ensaladas crudas, de manera que el conteo de carbohidratos se mantenga bajo. Es un plato indicado para una cena o almuerzo, pero la ensalada debe consumirse preferiblemente fresca.

Ingredientes

125 gramos de atún en solomillos, debe estar limpio

1 yema de huevo

1 guindilla

El zumo de media lima

1 cucharadita de salsa de soja

Eneldo fresco al gusto

1 diente de ajo triturado

Pimienta negra y sal

Aceite de oliva virgen extra en cantidad necesaria

Preparación

Pica el solomillo de atún en trozos pequeños y colócalos en un bowl, pica la guindilla y el eneldo, previamente lavados, agrega al pescado junto con la yema de huevo.

Agrega el zumo de lima, la salsa, pimienta, ajo y sal, combina todos los ingredientes con sal hasta tener una mezcla homogénea, puedes agregar unas gotas de aceite de oliva y una cucharadita de mostaza para agregar más sabor. Cubre con un papel film y deja que repose por 15 minutos en la nevera.

Con la preparación anterior forma una o dos hamburguesas, para esto será necesario que pongas un poco de aceite en tus manos o un poco de agua.

Calienta una sartén antiadherente y agrega unas gotas de aceite, cocina las hamburguesas a fuego medio por ambos lados hasta que la carne este completamente cocida y cambie de color ligeramente. Procura que no queden muy secas.

Régimen N°5: Dieta densa en nutrientes

La dieta densa en nutrientes busca la calidad de los alimentos en lugar de la cantidad, por lo que siempre va a preferir alimentos que tengan un aporte nutricional elevado sobre aquellos ricos en caloría vacías, como el refresco y la bollería industrial.

Una dieta densa en nutrientes también da prioridad a los alimentos integrales, frutas, verduras coloridas, grasas saludables, proteínas magras e hidratos de carbono complejos.

A continuación, encontrarás una lista de alimentos permitidos en una dieta densa en nutrientes:

- ✓ Verduras de hoja verde como la col rizada y espinacas
- ✓ Pescados grasos, incluido el salmón
- ✓ Verduras de varios colores ricas en vitaminas, como la zanahoria, remolacha, pimentones.
- ✓ Frutas de todo tipo
- ✓ Grasas saludables como el aguacate y las nueces
- ✓ Proteínas magras, tanto vegetales como animales
- ✓ Legumbres y alimentos ricos en fibra
- ✓ Especias antiinflamatorias como el jengibre, cúrcuma y ajo

Recetas para una dieta densa en nutrientes

Receta N°1: Ensalada con naranja, queso y pistachos

Las ensaladas son indicadas para el almuerzo o la cena, pero en este último caso no resulten muy calorías porque recuerda que mientras duermes quemas menos calorías que despierto, así que es posible que si comes de más acumules grasa.

Ingredientes

50 gramos de escarola

15 gramos de rúcula

½ naranja

75 gramos de queso de cabra

15 gramos de pistachos

2 cucharadas de aceite de oliva

1 cucharada de vinagre de jerez

Sal

Preparación

Lava y seca la escarola y la rúcula, luego trocéala según el tamaño de tu preferencia. Extrae el zumo de la naranja y pela y pica los pistachos.

Prepara una vinagreta mezclando el aceite con el vinagre, dos cucharadas de jugo de naranja, sal y pimienta al gusto.

Retira la corteza del queso de cabra y córtalo en trozos, forma pequeñas bolitas y rebósalas en los pistachos picados.

Reparte todos los ingredientes en un bowl para ensaladas y baña con la vinagreta, sirve inmediatamente.

Receta N°2: Crema de guisantes

Las cremas también son un alimento muy saludable que incluye muchas vitaminas y minerales porque hay varios ingredientes en juego.

Ingredientes

150 gramos de guisantes

1 papa pequeña

1 puerro pequeño

1 cucharadita de mantequilla

25 gramos de gorgonzola

1 cucharadita de piñones

1 cucharadita de aceite de oliva

1 cucharadita de perejil

Sal y pimienta

Preparación

Lava y pela las papas, córtalas en rodajas. Limpia los puerros y córtalos en discos delgados. Aparte corta el pan y llévalo al horno por 10 minutos para que se hornee, mientras tanto tuesta los piñones en un sartén.

En una olla calienta la mantequilla, agrega el puerro y pónchalo a fuego suave por 10 minutos, luego añade las papas, guisantes y cúbrelos con agua. Cocina por 20 minutos.

Agrega sal y pimienta a la preparación, luego con la ayuda de un procesador o licuadora tritura todos los ingredientes. Pasa toda la preparación nuevamente a la olla y cocina por cinco minutos más, agregando un chorrito de aceite. Sirve caliente y decora con perejil o semillas de chía.

Receta N°3: Pasta con aguacate y albahaca

La pasta es saludable siempre que se coma una cantidad prudente y no se mezcle con salsas muy calóricas.

Ingredientes

80 gramos de macarrones integrales

½ aguacate pequeño

12 gramos de aceitunas negras

Hojas de laurel

El jugo de medio limón

1 cucharada de aceite de oliva

10 gramos de queso parmesano

Sal y pimienta

Preparación

Corta el aguacate para retirar la semilla, luego con la ayuda de un cuchillo haz cortes a lo largo de todo el aguacate sin romper la cáscara, retira la pulpa picada con la ayuda de una cuchara.

En una licuadora o procesador agrega el aguacate, jugo de limón, unas cucharadas de agua, sal y pimienta. Tritura unas cuantas hojas de laurel con aceite de oliva y sal. Corta las aceitunas en rodajas y ralla el queso, reserva ambos ingredientes.

Cocina la pasta en agua salada siguiendo las instrucciones del paquete, escúrrela y colócala en un cuenco grande, agrega el aguacate y los demás ingredientes mezclándolos muy bien. Sirve con el queso por encima

Receta N°4: Pasta con jamón, espárragos y alcachofas

Los espárragos y alcachofas tienen pocas calorías por lo que son perfectos para combinarlos con la pasta y el jamón. Este plato es recomendable para la hora del almuerzo.

Ingredientes

2 espárragos verdes

60 gramos de pasta corta

El jugo de medio limón

50 gramos de alcachofa

70 gramos de pavo cocido

5 almendras

1 diente de ajo

1 cucharadita de perejil

Sal y aceite en cantidad necesaria

Preparación

Lava la alcachofa y córtala en gajos o tiras, cocínalas en agua salada con jugo de limón por 10 minutos.

Aparte cocina la pasta en agua salada siguiendo las instrucciones del paquete, escúrrela y colócala en un bowl.

Limpia los espárragos y ásalos en aceite por 2 minutos.

Mezcla el diente de ajo triturado con las almendras y las alcachofas escurridas.

A la pasta agrega todos los ingredientes, las especies y mezcla muy bien.

Claves importantes a tener en cuenta si tienes tiroiditis de Hashimoto

En caso de que consideres que no es necesario seguir un plan alimenticio específico porque no sufres de ninguna intolerancia alimentaria, deberás llevar una dieta muy equilibrada que junto con los medicamentos te hagan sentir muy vital.

A continuación, te damos algunas recomendaciones:

1) Toma tus medicamentos en ayudas y por separado de la comida y suplementos alimenticios

2) Consume 2 platos grandes de verduras y 2-3 piezas de fruta al día

3) Come cereales todos los días

4) Consume proteínas de alto valor biológico a diario, pero en cantidades moderadas y de preferencia bajas en grasa.

5) Utiliza fuentes saludables de grasa como el aguacate y el aceite de oliva

6) Utiliza sal yodada pero no superes los 5 gramos al día

7) Dale prioridad a los alimentos ricos en yodo como los mariscos y carnes de pescados

Cabe recordar que estas recomendaciones son generales y que cada caso particular debe tratarse de forma personalizada con un médico nutricionista y un endocrino.

CAPITULO 3. REMEDIOS CON PLANTAS MEDICINALES

Las plantas medicinales, que fueron las precursoras de los fármacos modernos, se utilizan para tratar, mejorar y prevenir enfermedades de todo tiempo y si bien en algunas personas dan buenos resultados en otras los síntomas no remiten por lo que lo más recomendable es no utilizarlas para reemplazar el tratamiento tradicional.

En el caso de las enfermedades autoinmunes no hay hasta la fecha una planta medicinal que pueda revertir el ataque del sistema inmunológico, este efecto solo pueden tenerlo los inmunosupresores y fármacos modificadores de enfermedad y no aplica a todas las patologías de este tipo.

A diferencia del lupus eritematoso y la artritis reumatoide, la tiroiditis de Hashimoto no se trata con inmunosupresores, que son medicamentos que disminuyen la actividad del sistema inmune con el fin de detener el ataque a los tejidos del cuerpo, tampoco se utilizan modificadores de enfermedad, que alteran la función de las células.

Así pues, el tratamiento para la tiroiditis consiste únicamente en el reemplazo de la hormona, por lo que las terapias complementarias con plantas medicinales deben estar orientadas a mejorar los síntomas ocasionados por la enfermedad.

En las próximas páginas encontrarás algunos remedios que te ayudarán a combatir la fatiga, el insomnio, caída del cabello, irritabilidad y dolor en las articulaciones, que son molestias propias de la enfermedad de Hashimoto.

Si bien no funcionan como una cura sin duda te ayudarán a sentirte mejor mientras el reemplazo hormonal hace su efecto.

Remedio N°1: Infusión con la hierba de San Juan para tener más energía

La Hierba de San Juan se conoce también con el nombre de hipérico o corazoncillo y es una planta que se utiliza ampliamente para disminuir la fatiga, falta de energía y el cansancio persistente.

Se cree que esta planta de bonitas flores amarillas está repleta de antioxidantes que mejoran la capacidad cognitiva y la memoria, además, algunos principios activos promueven un estado de ánimo agradable, por todo esto es el aliado perfecto para un paciente con hipotiroidismo.

La hierba de San Juan puede encontrarse en cápsulas, cremas, ungüentos y en hojas secas que se usan para hacer infusión, en cualquiera de estas presentaciones debes tener cuidado de no exponerte demasiado al sol porque puede provocar fotosensibilidad.

Ingredientes

3 gramos de Hierba de San Juan

250 ml de agua

Preparación

Coloca el agua a calentar en una tetera o cacerola pequeña, cuando comience a hervir agrega la planta y deja que se cocine por un par de minutos, retira del fuego y deja que repose por 5 minutos.

No superes más de dos tazas al día y las tomas deben hacerse preferiblemente en la mañana para disminuir los síntomas molestos que se presenten en el día.

Contraindicaciones y posibles efectos secundarios: La hierba de San Juan es segura siempre y cuando se tome en dosis adecuadas y por un periodo inferior a 12 semanas.

Cuando se exceden las dosis puede causar agitación, ansiedad, resequedad en la boca, estreñimiento, molestias estomacales, dolor de cabeza, insomnio e hipersensibilidad a la luz solar.

No se recomienda durante el embarazo porque aumenta el riesgo de aborto espontáneo ni durante la lactancia porque los componentes activos pueden llegar al bebé por medio de la leche materna y las dosis a una edad temprana pueden afectar negativamente la salud.

Interacción con medicamentos: **Las sustancias químicas presentes en la Hierba de San Juan pueden reaccionar con los compuestos de ciertos medicamentos, disminuyendo su eficacia, aumentándola o modificando la manera en que el cuerpo los asimila.**

Evita tomar este remedio si sigues un tratamiento con los siguientes medicamentos:

- ✓ Alprazolam y fármacos para tratar la ansiedad
- ✓ Antidepresivos
- ✓ Fármacos depresores del sistema nervioso central
- ✓ Medicamentos para quimioterapia
- ✓ Inmunosupresores
- ✓ Estatinas
- ✓ Anticonceptivos
- ✓ Sustratos de citocromo
- ✓ Dextrometorfano
- ✓ Narcóticos
- ✓ Digoxina
- ✓ Fexofenadina
- ✓ Ketamina
- ✓ Medicamentos para el VIH
- ✓ Fármacos anticonvulsivos
- ✓ Medicamentos foto sensibilizantes
- ✓ Triptanos
- ✓ Omeprazol
- ✓ Warfarina
- ✓ Voriconazol

Remedio N°2: Té de cayena para acelerar el metabolismo

La cayena, también conocida como pimienta roja, es una especie originaria del sur y centro de América, se utiliza principalmente en polvo para sazonar alimentos por su sabor picante y agradable.

Este fruto tiene la capacidad de acelerar el metabolismo y si se utiliza en dosis adecuadas puede disminuir las molestias estomacales, el dolor de garganta, el dolor de cabeza y la tos espasmódica.

Es curioso pensar que una sustancia picante pueda aliviar el dolor si no es un analgésico, esto se debe a que estimula una respuesta en otra parte del cuerpo por lo que el cerebro se distrae de la molestia inicial y libera la sustancia P, que es un neuromodulador, y la sensación de dolor disminuye.

La cayena se utiliza como remedio para las molestias estomacales porque estimula la producción de enzimas y jugos gástricos, por lo que los alimentos se asimilan mejor. También activa los movimientos peristálticos, esto favorece la eliminación de los gases y la absorción de nutrientes es más eficiente.

Estas propiedades pueden resultar muy útiles para los pacientes con tiroiditis que experimentan problemas estomacales y en el metabolismo por el déficit hormonal, pero no se debe abusar en las dosis porque los efectos podrían ser adversos.

Ingredientes

1 g de pimienta cayena en polvo

200 ml de agua

25 gramos de miel

Preparación

Coloca el agua en una tetera y cuando comience a hervir agrega la cayena y la miel, cocina durante 15 minutos, luego retira del fuego y deja que repose por 10 minutos más. Toma antes de cada comida principal.

Contraindicaciones y posibles efectos secundarios: Tomar cayena en exceso puede producir hambre excesiva, irritación en la piel, aftas en la boca, cansancio, dolor de cabeza y diarrea.

Remedio N°3: Té de jengibre para mejorar la función de la tiroides

El jengibre es una especie común en todo mundo y tienen la gran ventaja de figurar entre las más saludables, una cucharadita de su polvo procesado contiene nutrientes y componentes bioactivos que pueden aliviar distintas afecciones.

Se emplea para aliviar el dolor de cabeza, malestar estomacal, combatir el resfriado común, dolor menstrual y reducir las náuseas. También hay productos cosméticos que incluyen jengibre en su composición química, principalmente aquellos destinados a la limpieza y mantenimiento del cutis.

El principal componente activo del jengibre es el gingerol, que es la sustancia a la que se le atribuye la acción antiinflamatoria y antioxidante, además, se sabe que contiene grandes cantidades de zinc, que es un mineral muy importante en la síntesis de la hormona tiroidea.

No se utiliza toda la planta del jengibre, por lo general en la elaboración de cápsulas y polvo se procesa el rizoma, que es la raíz que crece bajo la tierra y se puede encontrar en la mayoría de los mercados y tiendas naturistas.

En cualquiera de sus presentaciones las propiedades son las mismas, pero cuando se toman suplementos de jengibre es fácil superar la dosis diaria recomendada por lo que es preferible tomar una infusión un par de veces al día.

Ingredientes

20 g de jengibre fresco

250 ml de agua

1 cucharada de zumo de limón o naranja (opcional)

Miel para endulzar

Preparación

Coloca el agua a calentar en una tetera, cuando comience a hervir agrega el jengibre y deja que se cocine durante 20 minutos, retira del fuego y permite que repose por 10 minutos más. Agrega el zumo de limón y la miel.

Contraindicaciones y posibles efectos secundarios: El jengibre es una especie muy segura siempre y cuando se utilice con prudencia, las dosis elevadas pueden producir gastritis, diarrea, acidez y otros problemas estomacales.

El consumo excesivo de jengibre disminuye la velocidad de la coagulación sanguínea por lo que no se recomienda en personas que toman medicamentos como la Warfarina, ibuprofeno, aspirina o que están próximos a una cirugía.

Aquellas personas que siguen un tratamiento para controlar los niveles de azúcar en sangre o para controlar la tensión arterial deben controlar el consumo de jengibre porque los componentes activos de la planta pueden alterar la forma en que el cuerpo metaboliza los fármacos y potenciar de manera desfavorable su efecto.

A pesar de que se utiliza el jengibre para controlar las náuseas durante el embarazo es aconsejable que las mujeres con alto riesgo de aborto espontáneo lo eviten en el transcurso de la gestación, se han reportado casos de pérdidas por un consumo elevado de esta especia. Tampoco debe consumirse de manera prolongada durante la lactancia ni administrarse a niños pequeños.

Remedio N°4: Infusión de valeriana para combatir el insomnio

La valeriana, cuyo nombre científico es *Valeriana officinalis*, es una planta muy utilizada por su efecto sedante y porque puede ayudar a combatir el insomnio y los problemas al dormir, como el sueño ligero y la fatiga por descanso poco reparador.

Al igual que el jengibre la valeriana proviene de una planta que produce un rizoma, el cual crece bajo tierra y se extrae para elaborar cápsulas, tinturas, polvos o se comercializa de manera natural, en esta presentación puede durar varias semanas sin afectar su composición química.

La valeriana puede ayudar a los pacientes con tiroiditis de Hashimoto a conciliar el sueño y a dormir más profundo, de manera que sientan menos cansancio a lo largo del día. Una vez que el reemplazo de la hormona haga su efecto no será necesario utilizar la valeriana para inducir el sueño.

Lo ideal es tomar una infusión de valeriana un par de horas antes de ir a la cama, por ejemplo, si tu costumbre es dormir a las 22:00 entonces podrías tomar el remedio a las 20:00, justo después de la cena, así al llegar a la cama ya comenzarás a sentir el efecto sedante.

Por esta misma razón debes evitar el consumo de valeriana durante el día y sobre todo en tus horas laborales, si trabajas de noche o con maquinaria pesada corres el riesgo de dormirte y provocar un accidente.

Ingredientes

1 bolsa de raíz de valeriana seca

200 ml de agua

Preparación

Coloca el agua a calentar en una tetera, mientras tanto coloca la bolsa de té dentro de una taza resistente al calor. Cuando comience a hervir el agua agrégala a la taza que contiene el té, con la ayuda de una cuchara o utilizando la cuerda de la bolsa agita el contenido, luego permite que repose por 5 minutos y bebe.

Contraindicaciones y posibles efectos secundarios: A pesar de que se considera que la valeriana es bastante segura en realidad puede tener efectos secundarios desfavorables si no se toma con precaución, por ejemplo, dolor de cabeza, problemas digestivos, mareo, insomnio, irritabilidad y dificultad para concentrarse.

No se recomienda tomar valeriana durante el embarazo o la lactancia porque los componentes activos sedantes podrían perjudicar el desarrollo cognitivo del bebé, tampoco debe suministrarse en niños menores de tres años.

La valeriana puede interactuar con los somníferos y antidepresivos aumentando su efecto e induciendo al letargo o a un estado de inconsciencia, también puede interactuar con la hierba de San Juan, así que no deben tomarse al mismo tiempo.

Un efecto peculiar de la valeriana es que en algunas personas induce a sueños muy realistas, esto fue demostrado en una investigación llevada a cabo por Psychopharmacology Research Group, en Londres (3).

Se le administró a 24 personas 600 mg de valeriana al día durante 6 semanas consecutivas y al cabo del tratamiento el 16% de las personas manifestaron tener sueños muy realistas mientras recibieron la dosis de la planta.

El investigador a cargo explica que la valeriana tiene algunos compuestos químicos denominados "glucósidos iridoides", que estimulan los receptores de opiáceos en el cerebro y aumentan la producción de serotonina, produciendo un efecto relajante y antidepresivo que tiene como consecuencia sueños más realistas.

Remedio N°5: Infusión de café para el cabello

En ciertos casos la disfunción de la tiroides ocasiona la caída del cabello en los primeros síntomas o luego de que ha transcurrido cierto tiempo y no se ha controlado la enfermedad como es debido.

Algunas personas también observan una disminución en sus cejas y vello corporal, esto se debe a que las hormonas tiroideas son fundamentales para el mantenimiento de los folículos pilosos, que son el sitio donde crece el cabello.

El café, que es una bebida estimulante normalmente ingerida al principio de cada día, puede estimular el crecimiento del cabello y al mismo tiempo fortalecerlo, en el caso de los pacientes que ya experimentaron una pérdida este remedio les podría ayudar a recuperar de manera más rápida el volumen perdido.

Un estudio publicado en la revista International Journal of Dermatology (4) demostró que la cafeína tiene la capacidad de disminuir la fase de caída al bloquear la hormona DTH, que es la responsable de dañar el folículo piloso, también potencia el crecimiento de nuevo cabello, aun cuando se han utilizado bloqueantes, tal y como hicieron en la investigación.

Entre otras cosas, aplicar un poco de café en tu cabello hará que esté suave, sedoso y adquiera un color más vivo, en el caso de cabellos claros podría oscurecerlo un poco y dar un aspecto matizado a las canas.

Ten en cuenta que mientras no se controle correctamente la función de la glándula tiroides es posible que la caída del cabello persista, de manera que este remedio solo te ayudara a frenar el problema o a recuperar el cabello que ya se cayó, pero será realmente efectivo si se controla el problema desde la raíz.

Ingredientes

1 cucharada de café molido (no debe ser instantáneo)

125 ml de agua

Preparación

Prepara el café como de costumbre utilizando una cafetera o bolsa de colar, no agregues azúcar y cuando esté listo deja que se enfríe hasta adquirir la temperatura del ambiente.

Coloca el líquido en una botella pequeña con atomizador, desenreda tu cabello y aplica el café directamente en la raíz, luego a lo largo de la fibra capilar.

Deja que el café actúe por media hora, aclara con agua a temperatura ambiente y lava tu cabello como de costumbre. Puedes hacer este remedio una vez a la semana.

Contraindicaciones y posibles efectos secundarios: El café podría generar dermatitis por contacto en personas con un cuero cabelludo sensible, si tras la aplicación sientes comezón, ardor u observas ronchas en la piel suspende el uso, evita rascarte y usar más productos que puedan irritar la piel.

Remedio N°6: Tónico de romero para el cabello
Si eres de las personas que les resulta incómodo aplicar cualquier tipo de mascarilla en el cabello o te parece desagradable el café podrías utilizar este tónico a base de romero, que también se utiliza ampliamente en el mundo de la cosmética.

El romero es una planta silvestre de aroma muy agradable y una composición química idónea para el cuidado capilar. Sus hojas, que son largas y un poco gruesas tienen un alto contenido en vitamina B, C y E, además de que contiene aceites esenciales y ácido carnosólico, que actúa como antiinflamatorio y vasodilatador.

Al dilatar los folículos capilares el romero permite que el cuero cabelludo tenga una mejor irrigación y el cabello pueda nutrirse adecuadamente, por lo que al poco tiempo de uso exhibirás una melena brillante, fuerte y saludable.

Este remedio resulta particularmente beneficioso en las personas con cabello graso que tienen caspa o sienten que su cabello se ensucia con mucha facilidad, porque el romero es una planta astringente que regula la producción de grasa en la piel.

Ingredientes

4 cucharadas de romero seco

125 ml de agua

Preparación

Coloca el agua en una tetera y cuando comience a hervir agrega el romero, deja que se cocine por un par de minutos, retira del fuego y deja que repose hasta que alcance la temperatura del ambiente.

Pasa el líquido a un frasco pequeño con atomizador, lava tu cabello como de costumbre y al final del lavado aplica el tónico en tu cuero cabelludo haciendo unos pequeños masajes, luego aplícalo a lo largo de la fibra capilar, incluyendo las puntas. Haz esto cada vez que laves tu cabello.

Contraindicaciones y posibles efectos secundarios: El romero es una planta astringente, por lo que podría causar irritación en las pieles sensibles o resecar el cuero cabelludo de personas con el cabello seco y maltratado.

Remedio N°7: Infusión de cúrcuma para el dolor articular

El dolor articular es un problema frecuente en las personas con la enfermedad de Hashimoto porque su tiroides comienza a producir menos hormonas y como consecuencia aparece el dolor e inflamación en esta parte del cuerpo.

Las molestias en las articulaciones causadas por enfermedades crónicas son difíciles de tratar y solo se consigue erradicar cuando la patología se ha controlado completamente, esto también sucede con el lupus eritematoso y la artritis reumatoide.

A pesar de que el tratamiento con fármacos es la única solución definitiva, algunos remedios con plantas medicinales pueden ayudarte a minimizar las molestias, por ejemplo, puedes aprovechar lo efectos antiinflamatorios de la cúrcuma.

La cúrcuma es una raíz, de aspecto similar al jengibre y valeriana, con una gran carga química de antioxidantes, vitaminas, minerales e incluso tiene su propio componente activo denominado "curcumina".

La curcumina reduce la producción de mediadores de inflamación en el cuerpo, esto hace que las molestias del dolor y rigidez desaparezcan, esto se demostró en un metaanálisis llevado a cabo en 2016 (5).

Ingredientes

1 cucharadita de cúrcuma en polvo

250 ml de agua

1 cucharadita de miel

1 cucharadita de zumo de limón

Preparación

Coloca el agua calentar en una tetera y cuando alcance el punto de ebullición agrega la cúrcuma, cocina a fuego lento por 15 minutos, retira del fuego y deja que repose por 10 minutos.

Agrega el zumo de limón y la miel, luego bebe inmediatamente. Puedes hacer este remedio una vez al día varias veces a la semana.

Contraindicaciones y posibles efectos secundarios: La cúrcuma es una especie popular en la gastronomía a nivel mundial, aun así se recomienda tomarla con moderación tanto en las comidas como en infusiones.

El exceso de cúrcuma puede generar dolor de estómago, acidez, dolor de cabeza, náuseas, daño hepático y empeorar los cálculos biliares produciendo un cálculo muy doloroso que termine en la expulsión abrupta de la piedra.

La curcumina tiene la capacidad de adelgazar la sangre, por lo que no se recomienda en pacientes que toman medicamentos anticoagulantes como al Warfarina.

Durante el embarazo no se debe tomar infusión de cúrcuma debido a la alta concentración de la sustancia, que podría inducir las contracciones y ocasionar un parte prematuro, con todas las complicaciones que esto acarrea.

Jugos para obtener energía

El metabolismo suele hacerse un poco lento en los pacientes con la enfermedad de Hashimoto por lo que sienten falta de energía a lo largo del día y esto les limita para hacer sus actividades cotidianas.

A continuación, te damos la receta de cuatro jugos naturales que te ayudarán a recuperar las fuerzas perdidas. Lo ideal es tomarlos a media mañana o media tarde, que son los periodos donde más se experimenta debilidad.

En caso de que sigas un régimen especial entonces deberás sustituir algunos ingredientes, como el germen de trigo o la leche, por leche de almendras u otro tipo de bebida. Es recomendable que evites la soya porque se ha demostrado que puede interferir de manera negativa en los procesos hormonales.

Receta N°1: Jugo de coco

El coco es una fruta tropical de aspecto peculiar, la parte externa es una corteza dura de color marrón y en su interior guarda una parte más suave y blanca que contiene un líquido transparente de sabor suave.

Hay muchos nutrientes en agua del coco, por esto se vende en los países latinos calurosos como una bebida para recuperarse del calor de las calles. Puedes hacer tu propia bebida de coco en casa con la siguiente receta:

Ingredientes

1 coco abierto sin corteza y su agua

1 litro de leche

50 gramos de azúcar moreno

4 cucharaditas de canela en polvo

Preparación

Mezcla todos los ingredientes en una licuadora a velocidad media – alta, una vez que todo esté incorporado sirve y bebe. Para obtener un sabor más agradable es recomendable que los ingredientes estén muy fríos.

Receta N°2: Jugo de naranja y lino

La naranja es una fruta saludable por excelencia y cuando se le agrega lino se complementa su valor nutricional aportando potasio, magnesio, vitamina B y ácido fólico.

Ingredientes

5 naranjas

1 cucharadita de aceite de lino

125 ml de agua

Preparación

Lava las naranjas, córtalas a la mitad y exprime su zumo, agrega el agua y el aceite de lino, mezcla muy bien todos los ingredientes y bebe inmediatamente.

Receta N°3: Jugo de zanahoria y manzana

La zanahoria y la manzana están repletas de vitaminas y minerales que mejoran de forma general las funciones del cuerpo, así que tomar este jugo con regularidad te hará sentir lleno de energía y vitalidad, también puede ayudarte a aliviar el estreñimiento por el contenido de fibra.

Ingredientes

1 zanahoria

½ manzana grande o una pequeña

1 taza de leche

1 cucharada de miel

Preparación

Lava y pela muy bien la zanahoria y la manzana, córtalas en trozos grandes e introdúcelos en una licuadora, agrega la leche y la miel y licua. Bebe inmediatamente.

Remedio N°4: Jugo de verduras

Las verduras de hojas verdes deben comerse con regularidad, pero también pueden beberse en forma de jugo para obtener un golpe de energía y nutrientes.

Ingredientes

1 pepino grande

1 tallo de apio

3 hojas de lechuga

10 hojas de espinaca

4 ramas de perejil

El jugo de un limón

½ cucharada de jengibre

500 ml de agua

Lava muy bien todos los ingredientes y pícalos en trozos grandes, colócalos en el vaso de una licuadora y licua a velocidad media. Sirve en un vaso grande y bebe inmediatamente.

Jugos para mejorar el estado de ánimo

Algunos alimentos tienen la particularidad de que pueden mejorar el estado de ánimo de una persona gracias a su composición química, por ejemplo, las semillas de girasol, ajonjolí, cacao, plátanos, remolacha, espinaca y almendras contienen zinc y vitamina B, que facilita la fabricación de serotonina, dopamina o feniletilamina.

Es por esto que las personas que atraviesan una ruptura comen grandes cantidades de chocolate, pero hay opciones menos calóricas y más saludables que esta golosina, tal y como veremos a continuación:

Receta N°1: Jugo de plátano, pera y manzana

Ingredientes

1 plátano o banana madura

1 pera mediana

1 manzana mediana

2 cucharadas de semillas de chía

1 cucharadita de canela molida

1 cucharadita de extracto de vainilla

1 taza y media de leche de semillas de girasol

Preparación

Lava muy bien todas las frutas, retira la cáscara, córtalas en trozos grandes e introdúcelos en una licuadora, licua a velocidad media, sirve y bebe inmediatamente.

Receta N°2: Jugo de mora

Ingredientes

1 plátano o banana maduro

1 taza de mora

2 cucharadas de aceite de omega 3

750 ml de agua

2 hojas de menta

Preparación

Lava muy bien todos los ingredientes, retira la cáscara del cambur y colócalos en el vaso de una licuadora, agrega el agua, aceite de omega 3 y la menta, licua a velocidad media, sirve y bebe inmediatamente.

Receta N°3: Jugo de naranja y aguacate

Ingredientes

3 naranjas

½ aguacate

750 ml de leche de ajonjolí

2 ramas de cilantro

Preparación

Lava las naranjas, córtalas a la mitad y extrae el jugo, colócalo en el vaso de una licuadora y licua junto con los demás ingredientes.

Receta N°4: Jugo de naranja y limón

Ingredientes

1 limón cortado en cuartos sin cáscara

1 naranja en trozos

1 plátano o banana maduro

750 ml de zumo de naranja

2 ramas de perejil

Preparación

Coloca los ingredientes en el vaso de la licuadora y licua hasta obtener una mezcla homogénea, sirve y bebe inmediatamente.

Receta N°5: Jugo de cacao

Ingredientes

1 ½ tazas de cerezas sin hueso

2 cucharadas de cacao en polvo

2 cucharadas de semillas de chía

2 tazas de leche de anacardo

Preparación

Licua todos los ingredientes en el vaso de la licuadora a velocidad media, cuando ya tengas una mezcla homogénea sirve y bebe inmediatamente.

Receta N°6: Jugo de piña y naranja

Ingredientes

1 naranja

1 rodaja de piña

½ plátano o banana madura

1 cucharada de germen de trigo

Preparación

Lava la naranja y córtala a la mitad, extrae el jugo, pica la piña en trozos grandes y colócalos en la licuadora, agrega el jugo, el plátano en trozos y el germen de trigo, licua y sirve inmediatamente.

CAPÍTULO 4. SUPLEMENTOS ALIMENTICIOS

Los suplementos alimenticios son sustancias artificiales que buscan complementar la alimentación para cubrir los requerimientos diarios del organismo, en otras palabras, te aportan sustancias elementales.

Los suplementos contienen vitaminas, minerales, aminoácidos y enzimas en dosis estándares con las que se supone, se cubren las necesidades de los adultos promedios, pero esto no quiere decir que sustituyan una dieta balanceada.

Normalmente se utilizan los suplementos cuando existe una carencia, por ejemplo, falta de vitamina D, o cuando la condición de salud de una persona la predispone a una enfermedad, como ocurre en los pacientes con cardiopatías, a quienes se les recomienda tomar ácidos grasos de omega-3.

Un suplemento por sí solo no cura ni revierte los síntomas de una enfermedad, su única misión es aportar en el cuerpo la sustancia que hace falta y con esto puede haber una mejora importante.

Las presentaciones de los suplementos alimenticios son diversas por lo que la concentración también puede variar; no es lo mismo un bebida preparada a base de polvo, que tomar cápsulas, perlas o utilizar tintura.

Este es un factor muy importante que debes tener en cuenta en el momento de elegir un suplemento, además, el producto que elijas debe ser aprobado por el médico a cargo de tu caso, quién deberá ayudarte a elegir la dosis adecuada.

¿Hay algún suplemento recomendado para la tiroiditis de Hashimoto?

Lo cierto es que no existe un suplemento alimenticio o sustancia en específico que pueda revertir o detener el avance de la tiroiditis de Hashimoto. Hasta la fecha el único tratamiento efectivo es el reemplazo hormonal o la cirugía.

La tiroiditis de Hashimoto produce con el paso del tiempo la pérdida de la función tiroidea, por lo que la persona afectada comienza a padecer hipotiroidismo y es muy probable que tenga que tomar medicamentos por un periodo indefinido.

Existen algunos suplementos de vitaminas y minerales que han sido probados a nivel científico con el fin de determinar si podrían reducir y mejorar los síntomas de una tiroides hipoactiva, en la mayoría de los casos los resultados han sido positivos, sin embargo, hace falta más investigación al respecto.

A continuación revisaremos la evidencia científica que existe en torno a los suplementos que podrían influir en el hipotiroidismo, pero esto no quiere decir que estén totalmente recomendados, solo haremos una revisión a los estudios más relevantes en el tema.

Selenio

El selenio es un oligoelemento, es decir, es una sustancia que se encuentra en dosis muy bajas en el cuerpo, pero que es fundamental para que las células tengan un desarrollo óptimo.

El selenio es vital para el funcionamiento adecuado del sistema inmunológico y de la glándula tiroides por lo que en un metaanálisis llevado a cabo en el 2013 (6) se analizó cómo influía la suplementación con este elemento en cuatro estudios diferentes.

Uno de estos estudios mostró una mejora significativa en el bienestar de los participantes al emplear selenita de sodio de 200 µg más Levotiroxina en comparación con placebo, que tomó más Levotiroxina.

Por otra parte, la seleniometionina de 200 µg redujo los niveles séricos de anticuerpos anti-tiroperoxidasa en tres estudios y aunque los cambios fueron estadísticamente significativos en comparación los iniciales, no se conoce la relevancia clínica.

Solo en dos se reportaron dos efectos adversos, pero dado que se trata de estudios de riesgo alto de sesgo se considera que aún hace falta más evidencia para medir los efectos positivos y evaluar las posibles complicaciones.

Ácidos grasos omega 3

Los ácidos grasos Omega-3 son grasas insaturadas que se obtienen a partir de los alimentos pero son esenciales para el funcionamiento celular y el cuerpo no los produce por sí solo, por lo tanto, deben consumirse con cierta regularidad.

Las hormonas tiroideas se unen a receptores nucleares en el cerebro para regular la expresión de genes críticos en el desarrollo normal de los fetos, por ende, el hipotiroidismo materno y neonatal puede provocar un retraso cognitivo, déficit de aprendizaje y falta de memoria.

En un estudio llevado a cabo en ratas (7) se comprobó que la suplementación con omega 3, solo o combinado, en madres con deficiencia de yodo, potencia la acción de la hormona tiroidea en el cerebro y previene las alteraciones neurológicas en las crías.

Los investigadores evaluaron la coordinación motora y cognitiva de los roedores al poco tiempo de nacer, luego se disecaron para analizar el cerebelo y su afectación con la suplementación.

En esta etapa del experimento se encontró que la cantidad de omega 3 en el cerebelo era 7 veces más alta, que mejoró la coordinación motora y cognitiva, se redujo el estrés oxidativo y se previno el aumento de apoptosis.

Estos roedores también mostraron mejores niveles de neurotrofinas y recuperaron los niveles de TRα, que es un receptor de gran relevancia en el desarrollo neuronal.

Así pues, se concluyó que el suplemento de ácido omega 3 puede mejorar los índices funcionales, morfológicos y bioquímicos del cerebelo durante la gestación. Los científicos también se cree que esta sustancia podría favorecer la recuperación de yodo en los niños si se emplean ambas elementos al mismo tiempo.

Otro estudio llevado a cabo en roedores adultos con hipotiroidismo (8) se enfocó en descubrir si la suplementación con omega 3 podría mejorar la pérdida de memoria, para esto se dividió a los participantes en tres grupos.

Un grupo de roedores no recibió ningún tipo de suplemento, el segundo tomó carbimazol, y el tercero carbimazol y omega 3. Todos los parámetros estudiados mejoraron notablemente en el grupo tratado que recibió suplementos.

De esta manera, los investigadores concluyeron que el omega 3 puede utilizarse como coadyuvantes neuroprotectores frente a déficits cognitivos asociados con el hipotiroidismo en adultos.

Vitamina A

La vitamina A, también conocida como ácido retinoico, es una sustancia liposoluble que se encuentra principalmente en los alimentos. Su función es mantener la vista saludable, reforzar el sistema inmunológico y participar en ciertos procesos vinculados a la reproducción.

La vitamina A ayuda que el corazón, los pulmones y riñones funcionen adecuadamente, además, permite que la glándula pituitaria produzca TSH en cantidades adecuadas.

Para que la pituitaria produzca TSH debe activarse la TR por medio de la T3 y el receptor X por el ácido retinoico, o vitamina A. esto quiere decir que es una sustancia implicada en el control hormonal.

Es frecuente ver que los pacientes con déficit de yodo también tienen un déficit de vitamina A, de hecho, se llevó a cabo un estudio (9) donde se evaluó si la suplementación podría mejorar una deficiencia severa de yodo en niños.

Se descubrió que el aumento de retinol en la sangre aumenta negativamente el tamaño de la tiroides porque estimulaba la producción de TSH, T4 y tiroglobulina, así que sí prevenía el hipotiroidismo, pero tenía como efecto colateral el bocio.

Este estudio también comparó la eficacia de la ingesta de la sal yodada y la suplementación de vitamina A, lo que generó una disminución en la tiroides, frecuencia del bocio y niveles de TSH y tiroglobulina, por esto se considera que el ácido retinoico puede mejorar la eficacia de un tratamiento con yodo para controlar el bocio.

Vitamina E

La vitamina E es un antioxidante muy popular, esto quiere decir que protege a los tejidos del daño de los radicales libres evitando enfermedades y envejecimiento prematuro. También, ayuda a fortalecer el sistema inmunológico y las células lo utilizan para llevar a cabo distintas funciones vitales.

Hay una implicación interesante de la vitamina E y el hipotiroidismo según un estudio relativamente reciente (10) en el que se demostró que puede prevenir el daño celular ocasionado por la falta de hormonas.

Los tirocitos generan peróxido de hidrógeno (H_2O_2) en respuesta a la producción de tirotropina (TSH), esta sustancia sirve como sustrato a la tiroperoxidasa en la síntesis de las hormonas tiroideas.

Cuando una persona sufre de hipotiroidismo la síntesis de hormonas es baja por lo que el peróxido de hidrógeno se acumula ocasionando daño en las células si los mecanismos antioxidantes son ineficientes.

La vitamina E tiene la capacidad de mejorar los mecanismos antioxidantes por lo que lo que la acumulación de peróxido no tiene un efecto tan grave en los tejidos del cuerpo y se evita el daño celular.

Yodo

El yodo es un elemento químico indispensable para la función tiroidea, de hecho, la glándula lo utiliza para fabricar las hormonas por lo que su ausencia es motivo de un déficit o desequilibrio en esta glándula.

Algunos especialistas en medicina alternativa recomiendan suplementos de yodo el consumo de algas marinas para tratar el hipotiroidismo y si bien podría ser una medida útil en un número reducido de casos, en la mayoría no se obtienen grandes resultados.

Tomar un suplemento de yodo podría ser benéfico solo en aquellas personas que tienen una tiroides hipoactiva como consecuencia de la deficiencia de yodo, cuando se origina por motivos autoinmunes en realidad podría exacerbar los síntomas.

Hoy en día es difícil tener un déficit de yodo debido a que hay varios productos enriquecidos, por ejemplo, la sal de mesa. Cambiar la sal común por sal yodada ya cubre los requerimientos diarios del adulto promedio.

Riesgos asociados al consumo de suplementos alimenticios

Existen algunos riesgos asociados al consumo de suplementos alimenticios, a pesar de que están diseñados para ayudarte a mantener la salud porque contienen componentes activos con un efecto fuerte en el cuerpo.

A continuación, encontrarás algunas medidas de seguridad que deberás tener en cuenta cuando tomes este tipo de productos.

No combines los suplementos con otros ni con fármacos para evitar reacciones en su efecto.

No sustituyas los medicamentos recetados por médico profesional por suplementos.

No tomes suplementos durante el embarazo o la lactancia a menos de que el médico lo indique.

No sustituyas una dieta balanceada por suplementos.

Evita tomar cualquier tipo de suplemento antes de una cirugía.

Cualquier producto que utilices consúltalo previamente con tu doctor.

Asegúrate de comprar productos certificados de gran calidad.

Si tomas medicamentos para la diabetes, artritis, tensión arterial u otra enfermedad crónica, espera al menos dos horas entre un medicamento y la dosis de un suplemento.

CAPITULO 5. MEJORES RUTINAS DE EJERCICIO

El ejercicio físico es desde hace mucho tiempo un poderoso antídoto para evitar algunas enfermedades como la diabetes, hipertensión arterial y la obesidad, lo que muchas personas ignoran es que también resulta efectivo para las personas con alguna patología, como la Tiroiditis de Hashimoto.

Cuando la tiroiditis ha avanzado al punto de afectar la producción hormonal se utiliza el reemplazo sintético como tratamiento principal; se espera que con esta terapia el paciente recupere su calidad de vida o al menos un gran porcentaje de esta.

La respuesta a los fármacos en la mayoría de los casos es positiva, sin embargo, la recuperación no es total, por lo que persiste la deficiencia cardiovascular, muscular y respiratoria. También es posible que aparezcan estas molestias con el paso del tiempo si las dosis no se ajustan correctamente.

Una persona con hipotiroidismo puede sentir que la fatiga persiste, que sus músculos se cansan más rápido y que tiene ciertas limitaciones para realizar actividades cotidianas, aun cuando toma sus medicamentos con disciplina.

Estas molestias pueden ser ocasionadas porque el cuerpo aún no se acostumbra a las hormonas sintéticas, pero puede corregirse con cambios en el estilo de vida tales como la alimentación y el ejercicio.

La actividad física regular mejora el sueño, disminuye el estrés y aumenta la liberación de neurotransmisores asociados con una sensación de bienestar, además, fortalece los músculos, el sistema cardiovascular y mejora nuestra capacidad de respirar.

Estos aspectos se ven afectados en un paciente con hipotiroidismo y si bien los medicamentos deben hacer más tenues las molestias, el ejercicio físico debe ser el complemento de la terapia porque evita que la falta de hormona tenga un efecto devastador.

¿Qué tipo de ejercicio puede hacer alguien que sufre de la tiroides?

En teoría, una persona con una tiroides hipoactiva puede hacer la misma actividad física que alguien saludable, siempre y cuando la enfermedad esté controlada de manera adecuada.

En cambio, si persisten los síntomas o estás iniciándote en el mundo del ejercicio, lo más recomendable es optar por rutinas de bajo impacto y de fortalecimiento, es esta manera evitarás molestias y dolor.

Algunas de las actividades más recomendadas para todo tipo de persona que quiere ponerse en forma, son las siguientes:

Caminar

Caminar es uno de los ejercicios aeróbicos más sencillos y económicos que existen, si se ejecuta correctamente puedes alcanzar una gran condición física, similar a que practicases algún deporte como nado o bicicleta.

Es cierto que en otras disciplinas el desarrollo de la musculatura es global, en cambio, con la caminata es necesario que realices ejercicios adicionales para la parte superior de tu cuerpo, sin embargo, es una de las mejores alternativas para los principiantes y personas que nunca antes han hecho una actividad física demandante.

Caminar regularmente ayuda a controlar el peso, de hecho, se recomienda cuando una persona sufre de obesidad o sobrepeso porque en una sesión vigorosa se pueden quemar entre 500 y 600 calorías.

Además, aumenta la flexibilidad y fuerza de las piernas, previene la aparición de várices y fortalece los huesos, con esto se minimiza el riesgo de fracturas.

Muchas personas que hacen la caminata como un deporte aseguran que su nivel de estrés disminuye considerablemente y que luego de una sesión sienten que la tensión inicial ha desaparecido.

Para que los efectos de la caminata sean más notorios debes hacerlo entre 3 y 4 veces a la semana, con sesiones de 30 minutos como mínimo a una intensidad moderada.

Si quieres iniciarte en esta actividad tendrás que utilizar calzado deportivo ergonómico, usar ropa cómoda, protección solar y llevar contigo una botella de agua.

La recomendación de los expertos es que comiences con distancias cortas y que gradualmente aumentes la trayectoria. Te sería útil utilizar una aplicación de contar pasos para llevar un registro de tu avance, pero también puedes tomar el tiempo con un reloj.

Ejercicios aeróbicos acuáticos

Los ejercicios aeróbicos como el step y los pilates también son una opción muy cotizada cuando alguien quiere iniciarse en el mundo del deporte para perder peso o fortaleces su cuerpo, sin embargo, en las personas con una condición de salud que compromete sus articulaciones estas actividades pueden realizarse en el agua.

El medio acuático tiene algunas ventajas que no se obtienen en el suelo firme, por ejemplo, el peso de tu cuerpo en la ejecución de un movimiento no recae en las articulaciones, por lo tanto, no hay riesgo de lesión.

Por otra parte, el agua supone una resistencia extra para el cuerpo, todos sabemos que es más difícil moverse en el agua que por fuera, así que el desarrollo de la fuerza es mayor y más rápido. También favorece el equilibrio y la termorregulación.

En algunas actividades acuáticas está implicada la inmersión, por lo tanto, también se refuerza el sistema respiratorio y pueden mejorarse algunas condiciones como el asma y la sinusitis.

No hay demasiados requisitos para participar en las clases de aerobics acuáticos, sin embargo, si nunca antes has practica este tipo de actividades podrías considerar el nivel más básico.

Yoga

El yoga es una práctica milenaria que originalmente tenía fines espirituales, hoy en día está muy extendida en todo el mundo porque los beneficios en la mente y en el cuerpo son muchos.

En una sesión típica de yoga se conecta el cuerpo, la mente y la respiración, se ejercitan varias cadenas musculares y se promueve un estado de serenidad, estos elementos hacen que los practicantes se sientan muy a gusto.

El yoga puede mejorar la calidad del sueño, el estreñimiento, ansiedad, dolor de espalda y rigidez articular y muscular. Además, la práctica regular aumenta tu capacidad de concentración y atención plena.

Otros beneficios asociados a la práctica son:

Aumentar la flexibilidad

Mejorar la postura corporal y el equilibrio

Mejorar la concentración

Combate la depresión

Tai chi

El tai chi también es una práctica milenaria que en su principio tuvo un origen espiritual, se trata de un arte marcial que se realiza en cámara lenta con la finalidad de aprender a manejar la energía interior.

Las investigaciones actuales sugieren que el tai chi puede mejorar la fuerza, equilibrio, postura y estado de ánimo de una persona, de hecho, se considera que es una forma de meditación activa.

En el tai chi, al igual que el yoga, se combina la respiración con el movimiento y no hay competencias. Los movimientos se ejecutan de manera lenta pero fluida, sin pausas y tratando de concentrar la mente al máximo en lo que se está haciendo.

Hay muchos estilos diferentes dentro de esta disciplina y hay variaciones dentro de cada estilo, pero todos coinciden en que la salud física y mental mejora notablemente con la práctica regular.

Entrenamiento de fuerza

Se entiende por entrenamiento de fuerza a un tipo de ejercicio en el que se busca que el cuerpo desarrolle la capacidad de realizar un esfuerzo con el cansancio mínimo, para esto se utiliza el propio peso corporal, mancuernas o máquinas de musculación.

Desarrollar músculo tiene varios beneficios que van más allá de lo estético, por ejemplo, la quema calórica es mayor tanto en estado de actividad como de reposo, esto quiere decir que evitarás la acumulación de grasa en tu cuerpo.

Fortalecer los músculos también protege las articulaciones y disminuye las probabilidades de una lesión, por esto se recomienda tanto en personas saludables como en aquellas que tienen una condición de salud.

Normalmente los ejercicios de fuerza se realizan en un gimnasio, pero también pueden realizarse en casa con mancuernas o máquinas diseñadas para espacios reducidos, como esas que vemos en la televisión.

Antes de comprar equipamiento ten en cuenta que las mancuernas te permiten trabajar un grupo de músculos al mismo tiempo, en cambio, la maquinaria aísla un músculo en específico.

Ventajas de los ejercicios de fuerza

A continuación, te damos a conocer algunas ventajas que tienen los ejercicios de fuerza sobre la salud y el bienestar en general:

Son graduales, la dificultad puede comenzar desde lo mínimo, que no requiere peso hasta una capacidad máxima que puedes soportar

Desarrolla la flexibilidad de las articulaciones

Mejora la postura corporal

Disminuye el dolor y la fatiga en las actividades cotidianas

Ejemplos de ejercicios de fuerza que puedes realizar en casa

A continuación, te mostramos algunos ejercicios de fuerza que puedes realizar en casa o en el gimnasio, recuerda que el avance debe ser gradual y acorde a tu capacidad física.

- ✓ Curl con barra
- ✓ Sentadillas, con o sin peso

- ✓ Elevaciones laterales, con o sin peso en los tobillos
- ✓ Extensión de tríceps con polea
- ✓ Press de banca
- ✓ Elevación de hombros con mancuernas
- ✓ Desplazamientos
- ✓ Press sentado con mancuernas
- ✓ Peso muerto
- ✓ Dominadas
- ✓ Extensión posterior para bíceps

Ejercicios de flexibilidad

La flexibilidad en la capacidad de los músculos de estirarse cuando una articulación se mueve, también podría definirse como la capacidad de elongación ante un determinado movimiento.

La flexibilidad de una persona está condicionada por diversos aspectos, por ejemplo, su edad, género, condición física y genética. Por lo general, las mujeres son más flexibles que los hombres y con el paso del tiempo el cuerpo adquiere cierta rigidez.

Esto no quiere decir que al llegar a la edad adulta serás inevitablemente un hombre rígido, esta cualidad puede desarrollarse cuando se realizan ejercicios específicos con cierta regularidad.

Un cuerpo flexible también tiene tendones, ligamentos y articulaciones flexibles, pues nuestro organismo trabaja en conjunto y al trabajar un área implicada en la locomoción las demás también se desarrollan.

Ventajas de la flexibilidad en la salud

Un cuerpo flexible tiene varios beneficios sobre la salud. Protege los músculos, articulaciones y ligamentos de lesiones porque desarrolla un mayor rango de extensión; también, facilita la ejecución de movimientos cotidianos, además, previene las lesiones en otras prácticas deportivas.

Flexibilidad como terapia

Los ejercicios de flexibilidad actualmente se recomiendan en personas con dolor crónico porque se ha demostrado que puede aliviar las molestias, por esto se recomienda a los pacientes con lupus, fibromialgia y artritis.

Desde luego, en estos casos el acondicionamiento es gradual y está enfocado en las partes que podrían estar más afectadas a causa de la enfermedad. Las prácticas están supervisadas por un profesional.

Las sesiones de flexibilidad no deben excederse en más de 40 minutos y se realizan como máximo 4 veces a la semana. El estiramiento repetitivo también puede ser una causa de lesión, así que lo más prudente es respetar los días de descanso.

Ejemplos de ejercicios de flexibilidad

A continuación, explicamos brevemente algunos ejercicios de flexibilidad que puedes hacer en casa por tu propia cuenta, el riesgo implicado en cada uno es mínimo pero te ayudará a sentirte mejor si los practicas con regularidad.

1) Entrecruza las manos por detrás de la espalda e inclínate hacia adelante manteniendo los brazos lo más estirados posible.

2) Estira tus brazos hacia los lados y haz círculos amplios que involucren el movimiento de los hombros.

3) Flexiona los codos, elévalos y haz que las manos se junten, luego llévalos hacia atrás para que los omóplatos se unan, después llévalos hacia adelante.

4) Coloca la yema de tus dedos en la frente y con la cabeza intenta empujarlos hacia adelante.

5) Coloca el brazo derecho de manera que quede sobre tu pecho, con la mano izquierda acércalo más. Repite el movimiento por el otro lado.

6) Apoya los brazos en una pared, mantén la espalda recta y los talones en el suelo, empuja la pared.

7) Repite el movimiento anterior pero alternando con una pierna adelante y la otra hacia atrás.

8) Flexiona el brazo derecho y llévalo por detrás de tu cabeza, de manera que el codo apunte hacia arriba y la mano hacia abajo, con tu mano izquierda empuja el codo hacia abajo, no muevas la cabeza.

9) Sentado en el suelo o en una silla coloca la mano derecha en la rodilla izquierda y gira tu cuerpo en esa dirección. Repite por el otro lado.

10) Acuéstate en el suelo, flexiona las rodillas y trata de acercar tus piernas al pecho lo más que puedas.

11) Eleva tus brazos y extiéndelos lo más que puedas.

12) Apoya la pierna derecha, flexiona la izquierda y lleva el talón al glúteo.

13) Con las piernas extendidas al ancho de las caderas, contrae el abdomen e intenta llevar las manos a los pies.

¿Qué dice la ciencia respecto al ejercicio en pacientes con tiroiditis?

El ejercicio físico ha sido objeto de estudio desde hace mucho tiempo, sin embargo, no está claro cómo su práctica regular puede afectar a las hormonas tiroideas y si hay una relación con la respuesta de cortisol y prolactina sobre estas sustancias.

Una investigación llevada a cabo en el año 2009 (11) en pacientes con hipotiroidismo se dedicó a determinar esta relación y para esto se tomó una muestra de sangre en los participantes antes, durante y después de la actividad física.

En esta muestra se analizó el nivel de T3, fT3, T4, fT4, hormona estimulante del tiroides (TSH), cortisol y prolactina, los resultados mostraron un aumento de todas estas hormonas al finalizar una jornada deportiva, sin embargo, una hora después volvieron a sus valores iniciales.

El cortisol y la prolactina se mantuvieron en niveles altos y al cabo de 24 horas todas las hormonas regresaron a sus valores del inicio.

Los investigadores concluyeron que la práctica de ejercicio aeróbico en el umbral ventilatorio hasta el agotamiento disminuye las hormonas tiroideas seleccionadas en las próximas 24 horas de recuperación, por lo tanto, es recomendable mantener una práctica moderada.

Recomendaciones especiales para pacientes con hipotiroidismo

A continuación, dejamos algunas recomendaciones especiales para los pacientes con hipotiroidismo que desean ejercitarse con regularidad:

Evita el cardio de larga duración, es mejor realizar sesiones breves inferiores a los 20 minutos.

Da preferencia a los ejercicios de fuerza con tu propio peso corporal y con mancuernas u objetos pesados en casa.

Evita llegar al punto de fatiga extenuante.

Haz que tus sesiones duren como máximo 40 minutos.

Mantén un avance gradual conforme a tus posibilidades.

Respeta los días de descanso.

Duerme por lo menos 8 horas todos los días.

Evita los ejercicios que supongan un estrés emocional.

Haz ejercicio al aire libre para favorecer la absorción de vitamina D.

Los días que no tengas ganas de entrenar haz un actividad divertida que implique movimiento, por ejemplo, bailar o jugar con los niños.

Ejercicio y consumo de medicamentos ¡Esto es lo que debes saber!

La Levotiroxina, es el medicamento que normalmente se prescribe para los pacientes con hipotiroidismo y éste puede tener algunos efectos secundarios tales como taquicardia, aumento de la presión arterial, palpitaciones y arritmia, si sientes estas molestias debes evitar la actividad física y comunicarte con el médico a cargo de tu caso.

Los medicamentos no deben generar esta reacción al realizar ejercicio, sin embargo, de presentarse se toman como una señal de alerta. Realizar actividad física con regularidad te ayudará a mejorar los síntomas de la enfermedad, además, evitará otras enfermedades tales como infartos, hipertensión, diabetes y obesidad.

CAPÍTULO 6. EDUCACIÓN PARA EL MANEJO DE LA TIROIDITIS DE HASHIMOTO

Una de las señales que indican que una persona tiene tiroiditis de Hashimoto es que en su sangre el nivel de anticuerpos es elevado, en otras palabras, en el examen de laboratorio las proteínas que el sistema inmune diseñó para atacar la tiroides se hacen presentes.

No hay manera de detener al sistema inmunológico, a un paciente con tiroiditis no se le receta inmunosupresores ni fármacos modificadores de enfermedad, como ocurre con los pacientes diagnosticados con artritis reumatoide y lupus, en la enfermedad de Hashimoto se trata el daño ya hecho, que normalmente es el hipotiroidismo.

Esto quiere decir que luego de que tu médico haga una revisión física y analice los exámenes de laboratorio procederá a recetarte hormonas artificiales, que cumplirán la función de las naturales y devolverán tu cuerpo a la normalidad, o por lo menos se acercarán bastante.

Las enfermedades crónicas, que son patologías que permanecen con el paciente por un tiempo indefinido o durante toda su vida, no tienen cura, el tratamiento gira en torno a controlar el problema en la medida de lo posible.

Esto despierta muchas inquietudes en los pacientes, incluyendo a los que tienen la enfermedad de Hashimoto, todos por igual temen que en el futuro su patología avance o se convierta en incapacitante.

Esta conducta es normal y hasta cierto punto saludable, si no sintieses preocupación posiblemente no te verías motivado a seguir el tratamiento y a cambiar tu estilo de vida, pero debes saber que hoy en día la medicina te permite mantener el bienestar aun con una enfermedad crónica.

¿Cuándo comenzarás a sentirte mejor?
Esta es una de las preguntas más comunes en las personas con tiroiditis de Hashimoto y la respuesta no obedece a un periodo determinado, en cada paciente el tiempo de mejoría es único y otros sienten el alivio de sus molestias al cabo de pocos días a otros les toma algunas semanas.

En general, podríamos decir que en una o dos semanas ya no sentirás cansancio y otros síntomas comenzarán a remitir, como la depresión. Los medicamentos también disminuirán gradualmente el nivel de colesterol en la sangre y es probable que comiences a perder el peso que ganaste como consecuencia de la ralentización del metabolismo.

Determinar la dosis adecuada puede llevar un tiempo, sé paciente

El reemplazo de la hormona más utilizado es la Levotiroxina, que se toma por vía oral todos los días. La dosis inicial no siempre será la que tomes por el resto de tu vida, será necesario que te hagas varios exámenes al principio y dos veces cada año.

Luego de que inicies el tratamiento tu médico te indicará que asistas a consulta nuevamente en un par de meses, esto se hace para medir el nivel de TSH y hacer el ajuste de dosis si es necesario, en la mayoría de los casos lo es.

En este periodo de adaptación tal vez se presenten algunos efectos secundarios derivados de la alta dosis de hormona, podrías sentir: insomnio, palpitaciones cardiacas, mayor apetito, Temblores

Estas sensaciones deberás notificarlas al médico a cargo de tu caso antes de la consulta en dos meses y él ajustará la dosis a una con la que te sientas mejor.

Si sufres de alguna enfermedad en las arterias coronarias o el hipotiroidismo ha avanzado demasiado entonces el tratamiento iniciará con una dosis muy baja que se aumentará paulatinamente, de esta manera el corazón podrá adaptarse al aumento del metabolismo.

Ten en cuenta que la Levotiroxina no provoca efectos secundarios cuando se toma la dosis adecuada, por lo que no deberías sentir molestias luego de los ajustes de dosis.

Si cambias de marca deberás notificarlo a tu doctor para que se asegure que tomes la cantidad necesaria. No dejes de tomar el medicamento porque ya te sientes mejor, recuerda que se trata de una enfermedad crónica y si retiras la medicación los síntomas del hipotiroidismo regresarán eventualmente.

Absorción apropiada de la Levotiroxina
El efecto de la Levotiroxina es idéntico al de la hormona natural en el cuerpo, su absorción por lo general es buena

pero variable. En la mayoría de pacientes se aprovecha entre un 60% y 80% del fármaco en el intestino delgado, esta capacidad es independiente de la hormona.

Se ha determinado que el ayuno favorece la absorción de la Levotiroxina, por lo tanto se recomienda tomar la dosis diaria entre 30 y 60 minutos antes del desayuno. La necesidad de un medio gástrico ácido para una absorción efectiva aún está en debate, pero la mayoría de personas obtiene buenos resultados cuando se toma en ayunas.

El fármaco tiene su máxima absorción entre 1 y 4 horas luego de ser ingerida y tarda entre 6 y 7 días en eliminarse del medio, donde circula unida a una proteína t transportadora. Se metaboliza en el hígado y riñón, su efecto se desarrolla en el receptor de triyodotironina.

Algunos medicamentos, suplementos y alimentos pueden interferir en la capacidad del cuerpo de absorber la Levotiroxina, por ejemplo, la soja, fibra y los siguientes fármacos:

Suplementos de hierro

Multivitamínicos que contienen hierro

Colestiramina

Suplementos de calcio

Hidróxido de aluminio, que está presente en algunos antiácidos.

En los pacientes con hipotiroidismo subclínico, que es una condición en que falla moderadamente la hormona tiroidea, el médico determinará si es necesaria la medicación o no.

Si se produce un aumento relativamente leve de la TSH, es probable que la terapia hormonal no tenga un buen efecto en ti o que incluso pueda resultar dañina.

Malabsorción y seudomalabsorción

Hay diferentes situaciones y factores que pueden alterar las necesidades del tratamiento y hacer más difícil el ajuste de las dosis, esto se denomina con dos términos que aluden a condiciones diferentes: malabsorción y seudomalabsorción.

En pocas palabras, la **malabsorción** es la alteración en el mecanismo de absorción de los nutrientes, se debe principalmente a defecto en la mucosa intestinal. Este fallo puede deberse a defectos congénitos, una enfermedad intestinal inflamatoria o al uso de ciertos fármacos.

En cambio, la **seudomalabsorción** se debe a una mala adherencia al tratamiento o a un mal cumplimiento terapéutico, que no siempre es reconocida por el paciente. Esta situación lleva a que el médico a cargo aumente la dosis de la hormona de reemplazo a una cantidad poco habitual.

Los médicos sospechan que hay una seudomalabsorción cuando hay un control insuficiente de la función tiroidea en la mitad superior de los valores normales y una TSH dos veces superior al límite máximo normal, a pesar de las dosis elevadas de Levotiroxina.

Se han publicado varias soluciones para la seudomalabsorción, por ejemplo, pruebas diagnósticas y administrar una vez a la semana la dosis semanal total. Esta opción no debe utilizarse en los pacientes con enfermedad coronaria.

Seguimiento clínico de la enfermedad

El médico a cargo de tu caso te pedirá que regreses a consulta luego de 2 o 3 meses de la primera visita, para esa fecha deberás hacer un examen de TSH sola antes de la toma diaria de la Levotiroxina. En algunos casos se utilizan extracciones no basales que son bastante fiables.

En la mayoría de los pacientes es suficiente con monitorear el nivel de TSH, pero no aplica a las personas con hipotiroidismo central o congénito. En estos casos la concentración de TSH siempre será baja y la terapia tendrá el objetivo de mantener la Levotiroxina en la mitad superior del intervalo normal.

En el hipotiroidismo derivado de la enfermedad de Hashimoto si el nivel de TSH sigue alto se hacen controles regulares, por lo menos cada 2 o 3 meses. En los pacientes jóvenes de bajo riesgo la dosis se ajusta con un incremento de 25 a 50μg cada 4 semanas, pero en los ancianos y personas con riesgo la dosis se ajusta de manera más gradual, de 12,5 a 25μg cada 4 a 6 semanas.

Una vez que se identifica la dosis y se estabiliza la concentración de TSH entonces los controles se hacen anuales o bianuales, dependerá de la condición de cada paciente.

Aunque el ajuste es sencillo, la efectividad de la terapia en algunos casos no es siempre la que se espera y cerca del 20% de los pacientes están subtratados, es decir, toman menos de lo que necesitan y el 20% recibe una dosis excesiva.

Medicina alternativa para tratar la Tiroiditis de Hashimoto

Hay algunos extractos naturales que contienen la hormona tiroidea derivada de las glándulas tiroides de los cerdos, estos productos poseen tanto tiroxina (T4) como triyodotironina (T3). Los medicamentos solo contienen T4 en forma sintética y la T3 la fabrica el cuerpo a partir de la primera.

Estos extractos, a pesar de ser naturales, solo se encuentran disponibles con receta médica y no deben confundirse con los extractos glandulares que se comercializan en algunas tiendas naturistas.

Los extractos no están regulados por la Administración de Alimentos y Medicamentos de Estados Unidos y ni su concentración ni su pureza están garantizadas.

En otras palabras, cuando los compras eres tu quien asume la responsabilidad y el riesgo de los posibles efectos sobre tu salud.

Recomendaciones en general para un paciente con tiroiditis de Hashimoto

A continuación, hacemos una serie de recomendaciones finales que te servirán para mantener la salud a lo largo de toda tu vida.

Recuerda que los hábitos cotidianos definen en gran medida nuestro bienestar y que si tienes la fuerza suficiente para cambiarlos entonces podrás mantenerte a una distancia considerable de las enfermedades.

1.- Cuida lo que comes para mantener una salud intestinal adecuada

Los pacientes con enfermedades autoinmunes tienen más probabilidades de desarrollar alergias e intolerancias alimentarias que exacerben los síntomas de su enfermedad, tal y como vimos en el capítulo II, así que presta atención a lo que comes y a cómo te hace sentir.

Evita los alimentos de acción inflamatoria, como los vegetales ricos en pesticidas, comidas procesadas, metales pesados, lácteos, azúcares, exceso de gluten, soja, proteínas animales y aguas cloradas.

La Levotiroxina se absorbe en el intestino y si los alimentos que consumes impiden su absorción notarás que los síntomas de la enfermedad persisten y que pareciera que el tratamiento no está haciendo efecto.

2.- Evita las deficiencias en nutrientes

Las hormonas en el cuerpo se fabrican a partir de colesterol y ciertos elementos químicos como el yodo, selenio, vitamina D3, magnesio, cobre, zinc, hierro, vitamina E, vitamina B12 y probióticos.

Debes asegurarte de cubrir tus requerimientos diarios por medio de la alimentación y acudir a un médico interno, al menos dos veces al año para que haga una evaluación en general y te indique si existe la necesidad de tomar suplementos.

3.- Evita las sustancias tóxicas

Se cree que algunas sustancias químicas en el ambiente pueden tener un efecto negativo en el sistema endocrino, se conocen como disruptores endocrinos e impiden la función de las hormonas, bloqueando su efecto.

Los disruptores están presentes en el medio ambiente como producto de la contaminación, pero también se encuentran en objetos de uso cotidiano como los productos de limpieza, cosméticos, pinturas y plásticos.

Así pues, es conveniente que des preferencia a los productos orgánicos o que garanticen tener un mínimo de sustancias nocivas para la salud.

En este aspecto, también es importante que prestes atención a la toxicidad y a los efectos secundarios de los medicamentos que tomas, evita los antibióticos, a menos de que sea necesario y nunca se automedique.

4.- Descansa lo suficiente

La falta de descanso y sueño reparador desequilibra los sistemas del cuerpo y su proceso de autoregulación, por lo que es necesario que conserves una rutina de sueño y descanso a lo largo de toda la vida.

Si el hipotiroidismo te causa insomnio toma algún remedio para dormir mientras la hormona artificial hace efecto, si el problema persiste entonces consúltalo con tu médico.

También es importante que aprendas a manejar el estrés, que tiene repercusiones negativas en el organismo en general y es la causa de muchas enfermedades pasajeras.

Tiroiditis de Hashimoto

SECCIÓN 2. NIVEL AVANZADO

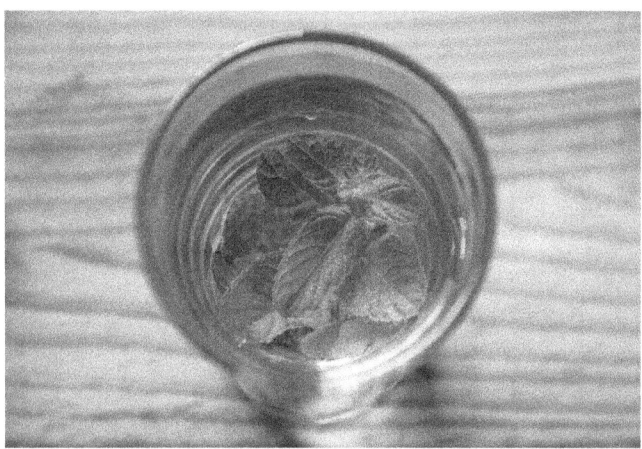

La segunda sección de este libro tiene como objetivo ampliar la comprensión de la Tiroiditis de Hashimoto, como una enfermedad autoinmune responsable por gran parte de los casos de hipotiroidismo entre los adultos principalmente, así como explorar cuáles estrategias de medicina natural (recetas, infusiones, remedios, suplementos) pueden ser asociadas al tratamiento médico tradicional para combatir esta enfermedad.

CAPÍTULO 7. TIROIDITIS DE HASHIMOTO

Es conocida como la enfermedad de Hashimoto o tiroiditis linfocítica crónica, es una enfermedad que afecta a la glándula tiroides y es la causa más común de hipotiroidismo o tiroides hipoactiva en países donde no hay deficiencia de yodo.

Conceptos

La palabra "tiroiditis" significa "inflamación de la glándula tiroides". Aunque existen varias causas por las que la glándula tiroides puede llegar a inflamarse. En el caso de la tiroiditis de Hashimoto la inflamación ocurre como resultado de un trastorno autoinmune donde las propias células del sistema inmunológico se vuelven contra los propios tejidos del cuerpo, en este caso, contra las células tiroideas.

La glándula tiroides es una glándula ubicada en la parte frontal del cuello. Se encarga de producir hormonas que son capaces de regular o controlar funciones esenciales del metabolismo como la frecuencia cardíaca, el uso de energía, la temperatura, entre otras.

En la tiroiditis de Hashimoto, como el sistema inmunológico está atacando las células productoras de hormonas tiroideas, el nivel normal de estas hormonas se reduce y el metabolismo se ralentiza.

Ahora bien, la tiroiditis de Hashimoto utiliza el nombre del cirujano japonés que la describió por primera vez en 1912.

Causas más frecuentes

La tiroiditis de Hashimoto es una afección autoinmune, es decir, que el propio sistema inmunológico de la persona reconoce como una amenaza tejidos sanos del propio cuerpo y comienza a atacar y destruir las células de la glándula tiroides.

Básicamente, ocurre lo siguiente, el sistema inmunológico produce anticuerpos que atacan a la glándula tiroides, como resultado una gran cantidad de glóbulos blancos que son parte del sistema inmune, se acumulan en la glándula ocasionando que la tiroides se dañe y no sea capaz de producir suficiente cantidad de hormonas tiroideas.

Hasta el momento, no se sabe por qué una persona comienza a presentar esta alteración en su sistema inmunológico, aunque algunos investigadores sospechan que puede estar relacionado a factores genéticos. Aunque no se conoce la causa por la cual ocurre la tiroiditis de Hashimoto, existe una serie de factores que incrementan el riesgo a desarrollar la enfermedad.

En primer lugar, las mujeres tienen hasta 7 veces más riesgo a desarrollar la tiroiditis de Hashimoto que los hombres, este riesgo parece ser mayor en las mujeres que han estado embarazadas.

Las personas con tiroiditis de Hashimoto tienen anticuerpos contra varios antígenos tiroideos, sin embargo, el que se identifica con mayor frecuencia es la anti-peroxidasa tiroidea o anti-TPO. Un antígeno se define como una sustancia que en el organismo induce una repuesta inmunitaria.

Otros antígenos que se pueden identificar en una persona con tiroiditis de Hashimoto es la antitiroglobulina o anti-Tg y en menor medida los anticuerpos bloqueadores del receptor de TSH o TBII. Sin embargo, alrededor de un 10 a 15% de las personas afectadas podría no ser tan fácilmente visualizar en la sangre estas sustancias.

Las personas que tienen más riesgo a desarrollar esta afección son aquellas que tienen las siguientes enfermedades o que tienen antecedentes familiares autoinmunes como, por ejemplo:

Enfermedad de Graves.

Diabetes tipo 1.

Lupus eritematoso sistémico.

Vitíligo.

Síndrome de Sjogren.

Enfermedad de Addison.

Artritis reumatoide.

Anemia perniciosa.

Enfermedad celíaca.

Algunos estudios han mostrado que la deficiencia de vitamina D, podría correlacionarse también con el aumento de los anti-TPO.

Síntomas comunes

Generalmente, las personas con la enfermedad de Hashimoto, suelen tener un inicio lento y progresivo de la enfermedad, pueden tardar meses o años sin presentar signos o síntomas o que estos sean muy leves. De hecho, en muchos casos esta enfermedad ha sido detectada solo en estudios de rutina de la función tiroidea sin que los síntomas sean evidentes en el momento del estudio.

Por otro lado, los síntomas hipotiroideos pueden ser muy inespecíficos, sin embargo, con mayor frecuencia las personas con esta enfermedad suelen acudir a la consulta con su médico cuando los síntomas se vuelven severos de larga duración o cuando aparecen de manera súbita, precipitado por algún evento muy estresante o una infección importante.

Los síntomas que aparecen más tempranamente son:

Fatiga.

Estreñimiento.

Piel seca.

Aumento de peso (no supera al 10% del peso que tenía antes del inicio de la enfermedad).

Una persona con tiroiditis de Hashimoto también puede presentar otros síntomas de hipotiroidismo como:

Intolerancia al frío.

Síntomas de presión en el cuello debido al agrandamiento de la tiroides.

Ronquera de la voz.

Lentitud en el movimiento.

Pérdida de energía.

Disminución de la sudoración.

Neuropatía periférica.

Sordera leve.

Depresión, demencia y otros trastornos psiquiátricos.

Dolores articulares y calambres musculares.

Pérdida de memoria.

Alopecia o pérdida del cabello asociada a otros procesos autoinmunes pero dirigidos esta vez a los folículos pilosos.

Irregularidad menstrual.

Pérdida de la libido.

Infertilidad.

Apnea del sueño y somnolencia durante el día.

Aunque probablemente no notes que tu cuerpo ha cambiado, existen algunos signos que pueden hacerte sospechar a ti o a tus familiares que puedes estar sufriendo de hipotiroidismo. Estos signos son:

Cara hinchada en forma de luna llena. También pueden estar hinchada el área alrededor de los párpados.

Piel fría, áspera y escamosa. Podría tener un color amarillo, pero sin afectar los ojos ni las mucosas.

Hinchazón de las manos y los pies.

Uñas quebradizas y engrosadas. Pueden tener presencia de estrías.

Pérdida del cabello que no solo afecta a la cabeza, sino también al tercio lateral de las cejas, el vello de la piel, el área genital, entre otras.

Latidos del corazón lentos.

Aumento de la presión arterial.

Engrosamiento de la lengua.

La glándula tiroidea puede tener un aspecto más agrandado. Lo notarás como un bulto anormal en la parte delantera de tu cuello.

Consecuencias o complicaciones

Sin tratamiento, la enfermedad de Hashimoto ocasiona el descenso de los niveles de las hormonas tiroideas, como resultado desarrollan hipotiroidismo, a su vez, estas condiciones pueden ocasionar complicaciones como:

Bocio. Capaz de afectar la capacidad de tragar y en ocasiones afecta la respiración.

Defectos congénitos. Aunque el hipotiroidismo ocasiona infertilidad, en caso que pueda desarrollarse un embarazo, los bebés de las mujeres con hipotiroidismo tienen mayor riesgo a nacer muertos o prematuros. También es posible tener un coeficiente intelectual bajo debido a deficiencia en el desarrollo en el útero. Además, también aumenta el riesgo de defectos cardíacos y renales en los bebes nacidos de madres hipotiroideas no tratadas.

Problemas cardíacos. Las personas con hipotiroidismo, suelen desarrollar agrandamiento del corazón o insuficiencia cardíaca.

Coma mixedematoso. Se trata de un trastorno potencialmente mortal, aunque poco común. Ocurre cuando el hipotiroidismo no se trata durante mucho tiempo.

Problemas mentales. No solo se desarrollan trastornos psiquiátricos como la depresión, sino que también perjudica las funciones cognitivas ocasionando que las funciones mentales sean mucho más lentas.

Colesterol elevado en sangre. Esto a su vez representa un riesgo elevado a desarrollar problemas cardíacos y cardiovasculares.

Presión arterial alta.

Bases del tratamiento médico convencional

El tratamiento depende de cómo esté funcionando la glándula tiroides. La mayoría de las personas con tiroiditis de Hashimoto, necesitan tratamiento de reemplazo de sus hormonas tiroideas faltantes.

No obstante, si se detecta en fases iniciales de la enfermedad, es posible que la glándula tiroides sea capaz de mantener el aporte normal de hormonas tiroideas y no sea necesario el tratamiento. Sin embargo, será necesario controles médicos regulares para detectar cualquier variación.

En el caso de que tu glándula tiroidea no produzca suficiente cantidad de hormonas, será necesario utilizar medicamentos de reemplazo. La Levotiroxina es una hormona sintética que reemplaza la hormona tiroidea conocida como tiroxina o T4 faltante.

Tan solo con reemplazar las hormonas tiroideas faltantes los síntomas del hipotiroidismo desaparecerán. No obstante, es muy probable que necesites de este medicamento por el resto de tu vida.

También es importante considerar las condiciones particulares de cada persona, ya que, si tu médico detecta algún problema adicional, será necesario agregar otro tratamiento.

Por otro lado, durante la vida, será necesario ajustar la dosis del medicamento, ya que algunas condiciones particulares pueden aumentar la necesidad de Levotiroxina. En condiciones normales, tu glándula tiroides simplemente produce más hormonas, pero como en este caso no le es posible producirlas, se debe incrementar la cantidad de tratamiento.

Por esta razón, es fundamental mantenerse en estrecha relación con tu médico endocrino tratante para mantener tu calidad de vida a pesar de todo tipo de situación.

Un ejemplo típico es durante el embarazo. El estado de embarazo, aumenta la necesidad de Levotiroxina, y no tener suficiente de esta hormona, aumenta los riesgos de problemas congénitos en el bebe.

La tiroiditis de Hashimoto es una enfermedad de larga duración y, hasta el momento no existe desde el punto de vista médico ninguna cura. Sin embargo, sí puedes manejar satisfactoriamente esta enfermedad para mantener tu calidad de vida y no tener síntoma alguno.

CAPÍTULO 8. ALIMENTACIÓN PARA LA TIROIDITIS DE HASHIMOTO

Cuando involucras tu estilo de vida en el tratamiento de la Tiroiditis de Hashimoto, puedes obtener impresionantes beneficios en la mejoría de tus síntomas. Cambiar la manera en la que comes, puede hacer que incluso el tratamiento para la enfermedad sea mucho más eficiente. Por ejemplo, la inflamación suele estar relacionada con los alimentos que obtenemos de la dieta, sin embargo, también la inflamación puede empeorar los síntomas de Hashimoto.

Una manera extraordinaria de mejorar tus síntomas, es modificar tu dieta y tu estilo de vida. Además, evitarás desarrollar problemas adicionales como la obesidad y el colesterol alto que son muy frecuentes en la tiroiditis de Hashimoto.

Las más recientes investigaciones, han mostrado que eliminar ciertos alimentos y agregar otros, puede ayudar a combatir y reducir la inflamación. También, es capaz de retrasar o prevenir el daño del tiroides ocasionado por los anticuerpos tiroideos elevados. Por lo tanto, lo que comemos tiene alto potencial para frenar el avance de la tiroiditis de Hashimoto.

En este capítulo, conocerás dietas favorables, recetas de cocina saludable para ayudarte en el tratamiento de esta enfermedad, también aprenderás consejos y recomendaciones. No solo cuidarás tu salud, sino que comerás delicioso.

Consejos dietéticos a considerar

Aunque no existe una dieta específica para la tiroiditis de Hashimoto, existen algunos enfoques nutricionales que pueden ser beneficiosos para aliviar esta enfermedad.

Hay varios enfoques nutricionales que puedes considerar y probar hasta conseguir la alimentación que más mejorías de salud te aporten.

Veamos las dietas más populares entre las personas con tiroiditis de Hashimoto y qué dice la ciencia:

Dietas sin gluten y sin cereales

El gluten es una proteína encontrada en la cebada, el trigo y el centeno. Las personas que tienen la enfermedad de Hashimoto, tienen un mayor riesgo a desarrollar la enfermedad celíaca en comparación con la población general.

La enfermedad celíaca o intolerancia al gluten, consiste en una enfermedad en la que el sistema inmunológico reacciona de manera negativa a los alimentos que contienen gluten. El resultado es una exagerada respuesta inmunitaria a nivel intestinal que podría incrementar la inflamación y empeorar a su vez los síntomas de la tiroiditis de Hashimoto.

Por esta razón, es una buena idea que todas las personas con enfermedad de Hashimoto se sometan a pruebas para detectar la enfermedad celíaca.

Por otro lado, algunos estudios han mostrado un beneficio en las dietas libres de gluten y granos para las personas con esta enfermedad.

Una encuesta evaluó a 2232 personas con la enfermedad de Hashimoto, al menos un 76% del grupo encuestado sospechaban que tenían algún tipo de reacción a los alimentos con gluten.

De hecho, el grupo citó síntomas como calambres, diarrea o estreñimiento, hinchazón, gases, dolores de cabeza, confusión mental entre otros, síntomas asociados al consumo del gluten. Sin embargo, luego de incorporar dietas libres de gluten en el grupo encuestado hasta 88% de las personas percibió una mejora significativa de sus síntomas.

Pero, además, pudieron obtener beneficios adicionales como reducción del peso, una mejor digestión y un estado de ánimo más lleno de energía.

¡Pero eso no es todo! Un estudio realizado en Polonia en el 2018, mostró que una dieta libre de gluten fue capaz de reducir los niveles de los anticuerpos tiroideas mientras que mejoraba la función tiroidea en comparación al grupo de control.

Estos beneficios son particularmente importantes en personas con tiroiditis de Hashimoto, aunque no tengan enfermedad celíaca.

Ahora bien, para seguir una dieta libre de gluten, debes evitar todos aquellos alimentos que contengan productos derivados del trigo, la cebada, el centeno y en otro tipo de cereales.

Esto quiere decir que tendrás que evitar la mayoría de las pastas, los panes, productos horneados, la cerveza, cereales, algunas sopas instantáneas y salsas de soja con gluten.

La buena noticia es que los productos libres de gluten son cada vez más populares en el mercado, sin embargo, deberás revisar el empaque de los productos antes de comprarlos.

Fuera de los productos con gluten, puedes incluir cualquier otro tipo de alimentos en esta dieta.

Sin embargo, la mejor manera para mantenerte alejado del gluten es incorporar alimentos naturales como las verduras, las frutas, carnes magras, legumbres, entre otros.

Para evitar los cereales, simplemente evita comer granos como el amaranto, quinua, avena, mijo, teff, alforfón, entre otros.

No obstante, hay poca evidencia que afirme que eliminar cereales de la dieta pueda aportar un beneficio en la enfermedad de Hashimoto.

Por esta razón, es mejor evitar el gluten y conservar los cereales a menos que tu médico te lo indique o experimentes mayor beneficio al no consumirlos.

Pero no olvides que los cereales aportan sustancias beneficiosas y debes incluir fibra y otros nutrientes importantes a través de otras fuentes alimenticias.

Dieta del protocolo autoinmune

Esta es una dieta diseñada para reducir la inflamación, así como el dolor y otros síntomas asociados a las enfermedades autoinmunes como, por ejemplo, la artritis reumatoide, el lupus, la enfermedad inflamatoria intestinal y la enfermedad celíaca.

Algunas investigaciones proponen que en algunas personas susceptibles el daño a la barrera intestinal podría ocasionar una mayor permeabilidad intestinal popularmente conocido como "intestino permeable".

Esto puede desencadenar el desarrollo de diversos tipos de enfermedades autoinmunes.

Se cree que algunos alimentos podrían aumentar la permeabilidad del intestino lo que incrementa el riesgo a desarrollar intestino permeable.

El enfoque de la dieta del protocolo autoinmune se enfoca en eliminar estos alimentos y reemplazarlos con otros alimentos pero que sean ricos en nutrientes para promover la salud y además para curar el intestino.

Esto también reduciría la inflamación y los síntomas de algunas enfermedades autoinmunes. Entre los alimentos que se evita en la dieta del protocolo autoinmune, se encuentran todos aquellos alimentos que contengan gluten.

Pero también se considera potencialmente dañinos los cereales, lácteos, azúcares añadidas, las legumbres, el café, los huevos, el alcohol, las nueces, aditivos alimentarios y los aceites.

Como ves es una dieta mucho más estricta y compleja de llevar a cabo y, es por esta razón, que el éxito de esta dieta se lleva a cabo a través de una eliminación gradual de los alimentos. Además, es fundamental que este tipo de alimentación sea recetada y supervisada por un médico experimentado.

Esta dieta no solo elimina alimentos, sino también medicamentos que puedan ocasionar daños intestinales, como por ejemplo los antiinflamatorios no esteroideos como el ibuprofeno, naproxeno, entre otros.

En un estudio realizado en los Estados Unidos con mujeres con enfermedad de Hashimoto, se observó que luego de hacer la dieta del protocolo autoinmune, mejoraron las puntuaciones de la calidad de vida. Además, se redujo los niveles del marcador inflamatorio de la proteína C reactiva.

Aunque la investigación sobre este patrón alimenticio todavía es limitada, algunos de los beneficios son: ayudar a curar el intestino permeable; reducir la inflamación y, a su vez, los síntomas de algunos trastornos autoinmunes.

Sin embargo, debido a que es muy restrictiva, puede ser muy complicada para seguir. No intentes seguir esta dieta sin el consentimiento de tu médico.

Dieta libre de lácteos

Al menos el 79,5% de las personas con enfermedad de Hashimoto podrían tener también intolerancia a la lactosa. La lactosa es un tipo de azúcar encontrada en los lácteos, es decir, los productos derivados de la leche como el queso o el yogur y, por supuesto, también en la leche.

Algunos investigadores afirman que las personas con intolerancia a la lactosa podrían observar un beneficio importante para aliviar sus síntomas de la tiroiditis de Hashimoto al eliminar los lácteos de su dieta. Sin embargo, este beneficio parece solo observarse en aquellas personas con intolerancia a la lactosa. Por lo tanto, esta dieta puede no ser útil para las personas con enfermedad de Hashimoto con buena tolerancia a los lácteos.

Dieta de alimentos integrales densos en nutrientes

Una buena opción es centrarte en una dieta rica en nutrientes. Esta incluye una variedad de alimentos integrales con muchas verduras y frutas coloridas, así como grasas saludables, proteínas magras y carbohidratos saludables y fibrosos.

El principal objetivo de esta dieta es incorporar diversos nutrientes a la alimentación. Por supuesto, al tener un enfoque natural y variado, se debe considerar dejar por fuera todos aquellos alimentos procesados o ricos en azúcares refinados.

Además, es recomendable incorporar en este tipo de dieta, especias y condimentos con poderosos efectos antiinflamatorios como la cúrcuma y el jengibre.

Sea cual sea el enfoque dietético que elijas, considera siempre mantenerte lejos de todos aquellos alimentos que promuevan la inflamación de tu cuerpo como el azúcar, los alimentos procesados y los aditivos artificiales. Incorpora todas aquellas opciones antiinflamatorias y ricas en nutrientes saludables.

Recetas para la tiroiditis de Hashimoto

Comer saludable no es tan difícil y, además, es mucho más delicioso especialmente cuando notes que obtienes impresionantes beneficios tan solo con cambiar tu alimentación. A continuación, conocerás varias recetas fáciles y muy sabrosas que podrás incorporar fácilmente a tu rutina diaria alimenticia.

Ensalada granjera súper nutritiva apta para celíacos

Se trata de una colorida y fresca ensalada que combina una extraordinaria variedad de sabores y colores para aportarte una experiencia culinaria sin igual.

Información nutricional:

Calorías: 267 calorías.

Grasas: 26 g

Carbohidratos: 11 g

Proteína: 6 g

Sodio: 215 mg

Ingredientes:

4 tazas de lechuga romana (lavada y cortada)

1 aguacate cortado en cubitos.

1/2 taza de maíz (puedes utilizar enlatados).

1 taza de tomates Cherry

4 rebanadas de tocino añejo seco. Debes cortarlo en cubos pequeños.

¼ taza queso de cabra derrumbado

Para la vinagreta

1 lima.

2 cucharadas de jugo de lima.

1/4 taza de aceite de oliva.

1/4 taza de vinagre de sidra de manzana.

2 cucharaditas de azúcar.

Preparación:

Para comenzar, coloca a calentar un sartén grande a fuego medio-alto. Añade el tocino y cocínalo hasta que adquiera un color dorado y una textura crujiente. Esto puede tomar alrededor de unos 6 a 8 minutos. Ten cuidado de que no se queme. Una vez obtenida la textura deseada, transfiere el tocino a un plato previamente forrado con toallas de papel. El objetivo será retirar el exceso de grasa que pueda quedar.

En otro tazón grande combina las lechugas previamente preparadas junto al aguacate, el maíz, los tomates, el queso de cabra y el tocino. Reserva aparte mientras preparas la vinagreta.

Para preparar la vinagreta, tan solo combina todos los ingredientes y mézclalos bien hasta conseguir que todos los ingredientes se integren de manera uniforme. Después, vierte la vinagreta directamente sobre el tazón que contiene la ensalada. Mezcla suavemente para que todos los ingredientes se impregnen bien de la vinagreta. Sirve inmediatamente tu ensalada y ¡Buen provecho!

Recomendaciones

Siempre es una excelente opción incluir alimentos naturales, sin embargo, si utilizas vegetales enlatados, como el maíz, asegúrate de escurrir bien el agua y lavar bien los vegetales antes de utilizarlos. Elige siempre las opciones bajas en sodio y preferiblemente almacenadas en agua sin aditivos ni azúcares añadidas.

Beneficios para la salud

La lima son frutas cítricas ricas en vitamina C y antioxidantes. Gracias a sus propiedades, la lima puede reducir el riesgo de enfermedades cardíacas y, además, mejora la absorción del hierro y promueve una piel saludable.

También la lima previene el desarrollo de cálculos renales y previene el crecimiento de algunos tipos de cánceres.

Ratatouille y queso parmesano, el saludable platillo que hará agua tu boca mientras cuida tu salud

Con este horneado de ratatouille y queso parmesano, tendrás una comida abundante y deliciosa ideal para cuidar tu salud y obtener una buena dosis de nutrientes. Una opción vegetariana fácil de preparar.

Información nutricional:

Calorías: 310 calorías.

Grasa saturada: 11 g

Carbohidratos: 28 g

Proteína: 17 g

Ingredientes:

2 cucharaditas de aceite de colza (reserva un poco más para cepillar).

1 berenjena grande.

2 cebollas rojas (cortadas por la mitad y luego en rodajas).

2 calabacines grandes (pícalos en forma de cubos pequeños).

2 pimientos (de cualquier color, pero debes cortarlos en cubos pequeños).

400 g de tomates picados.

1 ramita de tomillo (reserva un poco más para agregarlas al final en la parte superior del platillo).

2 cucharaditas de caldo de verduras (asegúrate de revisar que sean libres de gluten).

1 puñado de albahaca (corta los tallos y también las hojas rotas).

Ingredientes para el aderezo:

150 g de yogur

1 huevo grande

2 puñados de rúcula (puedes aderezarla con vinagre balsámico al momento de servir).

15 a 25 g de queso parmesano finamente rallado (puedes utilizar la versión vegetariana).

Preparación:

Comienza por calentar el horno a una temperatura de 220 ° C aproximadamente. Mientras tanto, corta la berenjena a lo largo en rodajas largas y finas. Una vez que tengas 6 rodajas, sepáralas y corta el resto. Con el extra de aceite que habías reservado, cepilla cada una de las rodajas utilizando una ligera capa de aceite sobre cada una de ellas.

A continuación, coloca las rodajas en una bandeja para hornear. La bandeja debe estar previamente forrada con papel para hornear. Introdúcelas al horno y cocínalas durante unos 15 minutos. Debes voltearlas una vez hasta que estén flexibles y blandas. Luego, retira las berenjenas y baja la temperatura del horno a unos 180 º C.

En un sartén grande y preferiblemente antiadherente, comienza a freír las cebollas hasta que tengan una consistencia blanda. Entonces agrega los cortes de berenjena, los pimientos, los calabacines y el ajo. Déjalos cocinar durante unos minutos revolviendo ocasionalmente.

Luego, vierte los tomates junto a media lata de agua. Agrega el caldo de verduras, así como los tallos de albahaca y el tomillo. Después, tapa la mezcla y déjalo cocinar a fuego lento durante unos 20 minutos o hasta que notes que están tiernos los vegetales. Agrega además media lata de agua en caso que la mezcla se vuelva demasiado seca. Al momento de revolver, utiliza las hojas de la albahaca.

Ahora, bate el huevo junto con el queso y el yogur y agrega una cucharada de agua. Vierte la ratatouille en una fuente refractaria que sea de poca profundidad y cubre con las rodajas de berenjena que preparaste antes.

Coloca encima de las berenjenas la mezcla de yogur y rocía por encima el tomillo. Introduce la preparación en el horno y déjalo cocinar durante unos 10 a 15 minutos. Sabrás que tu preparación está terminada cuando notes que la cobertura está firme y comience a colorearse. Sirve tu platillo colocando la rúcula aderezada junto a tu preparación ¡A disfrutar!

Beneficios para la salud

En este platillo encuentras varios ingredientes interesantes. En primer lugar, tenemos la berenjena, que aporta una decente cantidad de potasio y fibra con muy bajas calorías. Además, las berenjenas contienen antioxidantes, vitamina A y vitamina C necesarias para cuidar la salud de las células.

Sin embargo, las berenjenas podrían contener una sustancia conocida como solanina, la cual podría aumentar la inflamación la cual se busca evitar en la tiroiditis de Hashimoto.

No obstante, no existe evidencia de que esta pequeña cantidad de solanina en las berenjenas empeore los síntomas de hinchazón, así que puedes agregarla a tus comidas con moderación.

Por otro lado, los tomates son la principal fuente dietética de licopeno una poderosa sustancia natural que permite prevenir el cáncer y enfermedades cardíacas. Además, los tomates son muy ricos en potasio, ácido fólico, vitamina C y vitamina K.

En la piel del tomate además se encuentra una serie de compuestos vegetales con una potente acción antioxidante capaz de reducir la inflamación, lo cual es uno de los objetivos que se busca en la dieta para la tiroiditis de Hashimoto.

De hecho, algunos científicos coinciden que el consumo de tomates podría reducir el riesgo de enfermedades inflamatorias, especialmente aquellas asociadas a la obesidad.

Por su parte, la rúcula es una planta deliciosa y muy nutritiva. Contiene calcio, potasio, folato, vitamina C, A y vitamina K.

La rúcula también es una verdura rica en antioxidantes capaz de proteger a las células del cuerpo del daño oxidativo. Además, contiene sustancias que ayudan a prevenir la inflamación.

Esta receta además de ser deliciosa es una extraordinaria fuente de nutrientes antiinflamatorios saludables para ti.

Brownies sin gluten, una delicia sin complicaciones

Ideales para la merienda, para llevarlos contigo o simplemente para cuando quieras un bocadillo dulce. Estos brownies sin gluten son una experiencia de chocolate intenso que puedes acompañar con una bola de helado de vainilla o comerlo solo. Rinde 12 porciones

Información nutricional:

Calorías: 515 calorías.

Grasa saturada: 33 g

Carbohidratos: 45 g

Proteína: 7 g

Sodio: 0,34 g

Ingredientes:

250 g de mantequilla sin sal (córtala en cubos y reserva una cantidad extra adicional).

4 huevos grandes.

250 g de chocolate negro picado.

300 g de azúcar en polvo dorada.

100 g de harina común sin gluten y previamente tamizada.

1/2 cucharadita de extracto de vainilla (también puedes utilizar la pasta de vainilla).

60 g de cacao en polvo.

150 g de chocolate con leche cortado en trozos de tamaño grande.

½ cucharadita de sal marina fina.

Preparación

Coloca a precalentar el horno a una temperatura de 180 º C. Con un poco de mantequilla unta un recipiente antiadherente de 30 x 20 cm y forra la base con papel antiadherente para hornear.

A continuación, llena con agua una cacerola pequeña hasta un tercio de su capacidad y colócala a cocinar a fuego lento. Coloca sobre ella un tazón resistente al calor. Ahora añade la mantequilla y el chocolate para que se derritan juntas a fuego lento. Revuelve ocasionalmente. Vigila cuidadosamente que no se enganche ni se queme en el fondo. Cuando se haya derretido por completo y estén bien mezcladas, retíralos del fuego y deja que enfríen un poco.

En otro recipiente utilizando un batidor eléctrico bate los huevos junto con el azúcar durante unos 8 a 10 minutos o hasta que la mezcla espese lo suficiente como para dejar un rastro. Vierte suavemente el chocolate derretido y la vainilla, luego agrega la harina, el cacao y la sal.

Por último, coloca los trozos de chocolate, mezcla bien y vierte la masa del brownie en el molde que preparaste antes. Introduce la bandeja en el centro del horno y hornea durante 30 a 35 minutos o hasta que estén listos.

Una vez transcurrido el tiempo, retíralos del horno y déjalos enfriar, córtalos en cuadros y sírvelos como gustes.

Beneficios para la salud

Es cierto que esta receta contiene un alto número de calorías para ser un bocadillo, eso no es recomendable si estás buscando perder peso.

Sin embargo, comer con moderación alimentos como estos con chocolate amargo, podría, en realidad beneficiar tu salud.

Una buena manera para hacer de estos bocadillos aún más saludables, es reemplazar algunos ingredientes por opciones reducidas en calorías.

Ahora bien, el chocolate en sí mismo, tiene algunos interesantes beneficios para tu salud.

En realidad, el chocolate oscuro tiene la capacidad de reducir tus niveles de colesterol en la sangre.

Este beneficio es importante debido a que las personas con tiroiditis de Hashimoto a menudo manejan cifras elevadas de las grasas en la sangre.

Por otro lado, el chocolate oscuro es rico en antioxidantes y sustancias estimulantes que podrían aportar un "up" de energía y prevenir el deterioro de las funciones cognitivas.

Esto también es importante ya que las alteraciones cognitivas son comunes entre las personas con hipotiroidismo.

De hecho, algunas investigaciones afirman que 2 tazas de chocolate caliente al día podrían contribuir a mantener la salud cerebral y prevenir el desarrollo de alteración de la memoria en personas mayores.

Esto se debe a que las sustancias del chocolate, mejoran l flujo de la sangre que va hacia el cerebro. Pero también el chocolate oscuro puede contribuir a la reducción del riesgo de problemas cardiovasculares. Sin embargo, aunque es muy prometedor el uso del chocolate, debes recordar que suele ser alto en azúcares y calorías, por lo que debes elegir siempre las opciones más saludables.

La mejor opción de comer alimentos con chocolates es aquella con un porcentaje mayor a 50% de cacao y que sean endulzados de preferencia con alternativas a la azúcar.

Salmón Sorrento con salsa espesa, un exquisito platillo antiinflamatorio

Este plato aprovecha el sabor natural el salmón suavemente aderezado con una espesa y colorida salsa que hará de esta experiencia culinaria todo un deleite mientras reduce la inflamación y combate los síntomas de la tiroiditis de Hashimoto.

Información nutricional:

Calorías: 202 calorías.

Grasa saturada: 2 g

Carbohidratos: 6 g

Proteína: 24 g

Sodio: 337 mg

Porciones: rinde 4 porciones.

Ingredientes:

450 g de filete de salmón.

1 cucharada de aceite de oliva extra virgen.

5 tomates medianos. Puede ser de ciruela italiana (Roma) cortados en forma de cubitos.

6 aceitunas negras medianas (córtalas en trozos grandes).

6 aceitunas verdes medianas (pícalas en trozos grandes).

3 cucharadas de jugo de limón.

3 dientes de ajo medianos y cortados en rodajas finas.

2 cucharadas de perejil fresco. Pícalo de forma gruesa o fina de acuerdo a tus preferencias. Si es posible emplea el perejil italiano o de hoja plan.

1 cucharada de alcaparras (si usas enlatadas recuerda escurrirlas y enjuagarlas antes de usar).

1 ½ cucharadita de ajo picado.

Pimienta al gusto.

Preparación:

A fuego medio -alto, calienta una sartén grande. Añade el aceite y revuelve de modo que puedas cubrir todo el fondo de la sartén. Agrégale los tomates seguido de las aceitunas negras y verdes. Coloca también el jugo de limón, el perejil, las alcaparras, la pimienta y finalmente el ajo. Revuelve bien todos los ingredientes para mezclarlos. Lleva la mezcla a ebullición manteniendo la temperatura de fuego medio-alto durante unos 2 a 3 minutos.

Seguidamente, reduce el fuego a medio y cocina la mezcla hasta conseguir que se reduzca alrededor de un tercio. Esto pude tomar unos 5 minutos. Revuelve ocasionalmente para evitar que se quemen los ingredientes.

Mientras esperas, es buen momento para preparar el salmón sin dejar de revolver la mezcla anterior. Para preparar el pescado, tan solo enjuágalo bien con agua y sécalo utilizando toallas de papel.

Con una cuchara has un espacio en medio de la salsa empujando hacia los lados del recipiente la salsa. Coloca el salmón en el centro de la sartén.

A continuación, vierte la salsa sobre el salmón. A fuego medio, cocina el pescado y la salsa durante unos 15 a 17 minutos o hasta que observes que el salmón puede desmenuzarse con facilidad al probar con el tenedor. Sirve inmediatamente y disfruta.

Beneficios para la salud

El salmón además de ser delicioso es en realidad uno de los alimentos más saludables y nutritivos del planeta. Hacer de este pescado un ingrediente común en tu día a día te aportará impresionantes beneficios para la salud.

En primer lugar, uno de los beneficios más resaltantes del salmón es que contiene gran cantidad de ácidos grasos omega 3, ácido eicosapentaenoico (EPA) y ácido docosahexaenoico (DHA). Particularmente estos tipos de grasa son tan saludables que tengas o no tiroiditis de Hashimoto aportará asombrosos beneficios a todo tu cuerpo.

Numerosos estudios han demostrado que tanto EPA como DHA contenidos en el omega-3, son sustancias que reducen poderosamente la inflamación. También, estas sustancias ayudan a disminuir la presión arterial alta, mejoran la función de las células que recubren las arterias y reducen el riesgo a desarrollar cáncer.

Todos estos beneficios son fundamentales en la salud de una persona con tiroiditis de Hashimoto, ya que ayuda a controlar los síntomas asociados a la inflamación.

De hecho, un importante estudio elaborado en Japón, involucró unas 4105 personas, en las cuales se demostró que el consumo frecuente de pescado está asociado a niveles más bajos de glóbulos blancos a menudo utilizados como un marcador de inflamación crónica.

Pero otra investigación mostró que, además, el consumo de pescados como el salmón reduce marcadores específicos de la inflamación como TNF-a, CRP e IL6. No cabe duda que las personas con tiroiditis de Hashimoto obtendrán grandes beneficios del consumo del salmón.

Además, otra sustancia conocida como astaxantina encontrada en el salmón ayuda a regular los niveles de colesterol LDL o "malo" y los triglicéridos en sangre, previniendo a su vez problemas cardiovasculares y reduce el riesgo de enfermedad cardíaca.

La astaxantina es un antioxidante muy potente por lo que también ayuda a reducir el estrés oxidativo y también contribuye a la reducción de la inflamación.

¡Pero eso no es todo! El salmón además puede ayudar a proteger la salud del cerebro debido a que reduce los síntomas depresivos y podrían reducir las tasas del deterioro cognitivo.

El salmón es rico en vitamina B12, niacina, vitamina B6, riboflavina, tiamina, ácido pantoténico y ácido fólico. También, es una buena fuente de potasio y selenio, nutrientes esenciales para mantener y mejorar diversas funciones en el organismo. Además, el salmón puede beneficiar a las personas que deseen perder o mantener su peso corporal.

Este es un objetivo común en las personas con hipotiroidismo debido a que luego que la enfermedad ralentiza el metabolismo es común la ganancia de peso.

Sin embargo, debido a que el salmón es rico en proteínas, consumirlo regularmente ayuda a mantener la saciedad por más tiempo ayudándote a controlar el apetito. Algunos estudios afirman que comer salmón también promueve la pérdida de peso. También ayuda especialmente a reducir la grasa almacenada alrededor del abdomen en personas con sobrepeso.

Aunque también, el salmón es muy bajo en calorías por lo que es una buena opción si estás en una dieta de conteo de calorías.

El salmón es un ingrediente excelente para la salud de todas las personas. Incluye este tipo de pescados grasos por lo menos unas 2 o 3 veces a la semana.

Hielo de limonada de fresa italiana una fresca solución para combatir la hinchazón

Se trata de un sencillo y saludable postre congelado en donde las frutas son el protagonista. Esta receta es ideal para prepararla en verano o para disfrutar de un bocadillo bajo en calorías, pero lleno de sabor.

Información nutricional:

Calorías: 54 calorías.

Grasa saturada: 0,5 g

Carbohidratos: 13 g

Proteína: 1 g

Porciones: rinde 6 porciones. El tamaño de cada porción equivale a 1 taza.

Ingredientes:

5 tazas de hielo.

3 cucharadas de jugo de limón fresco.

2 cucharadas de azúcar.

680 gramos de fresas maduras (deben estar previamente cortadas a la mitad y peladas).

Preparación:

Mezcla el jugo de limón y el azúcar en un tazón pequeño hasta que el azúcar se disuelva casi por completo. Coloca las fresas en una licuadora o en un procesador de alimentos y agrega el jugo de limón hasta que las fresas se vuelvan puré.

A continuación, añade el hielo y procesa la mezcla hasta obtener una consistencia completamente suave.

Coloca la mezcla en una fuente de 13 x 9 x 2 pulgadas. Introdúcelo en la heladera y congélalo durante unos 30 minutos. Transcurrido el tiempo raspe a lo largo del borde del plato con una cuchara empujando los trozos congelados hacia el centro del recipiente.

Congélalo durante unos 30 minutos más y repite el proceso de separación. Finalmente congélalo durante una hora. Divide el hielo en tazas para servir ¡y a disfrutar!

Beneficios para la salud

Los frutos cítricos como las fresas y el limón son sustancias muy ricas en vitamina C, antioxidantes y sustancias muy interesantes para la salud. Estas frutas podrían contribuir a reducir la inflamación del cuerpo. Además, previene enfermedades cardíacas, problemas cardiovasculares, ayuda a regular la presión arterial y podría prevenir el cáncer.

También, gracias a que son muy bajos en calorías, puedes comer casi cuantas desees sin preocuparte de la ganancia de peso.

CAPÍTULO 9. REMEDIOS CON PLANTAS MEDICINALES

Desde hace miles de años, las plantas han sido utilizadas en el tratamiento de diversos tipos de dolencias y el hipotiroidismo es una de ellas. Algunas plantas podrían mejorar la función de la glándula tiroides, pero otras, pueden ser efectivas para ayudar a aliviar dolencias propias asociadas al hipotiroidismo y la tiroiditis de Hashimoto.

Las sustancias naturales contenidas en algunas plantas, pueden también actuar en conjunto con las hormonas del cuerpo para mejorar o potenciar la función de la glándula. Sin embargo, las hierbas no pueden curar la tiroiditis de Hashimoto de manera definitiva, aunque si pueden aportar un alivio en las molestias que esta ocasiona.

En este capítulo, conocerás las mejores plantas utilizadas como parte del tratamiento de la tiroiditis de Hashimoto.

También conocerás los beneficios adicionales que aportan estas plantas a la salud, posibles riesgos de sus usos y mucho más.

Guggul, combate el hipotiroidismo, la obesidad y el acné

Consiste en una resina fragante obtenida a partir de la savia aceitosa o resina de goma de un árbol conoció como guggul.

También recibe el nombre de guggul de goma, guggula, savia de guggul y gugulipid.

Este árbol es originario de países orientales como Pakistán, India y Bangladesh, motivo por el cual, ha sido ampliamente utilizado en la medicina tradicional de estas regiones durante siglos.

Algunas de las principales especies de este árbol incluyen *Boswellia serrata, Boswellia sacra, Commiphora wightii, Commiphora gileadensis* y *Commiphora mukul.* Cada una de estas especies pertenece a la familia *Burseraceae,* popularmente conocidas como la familia del incienso.

De una forma parecida al método por el cual es obtenido el jarabe de arce de los árboles de arce, la savia de guggul se extrae de estas especies.

Los primeros informes documentados sobre el uso del guggul datan del año 600 a. C. En estos informes era empleado el guggul para aliviar las dolencias de la aterosclerosis.

Actualmente el guggul es utilizado para tratar diversos problemas de salud gracias a las sustancias naturales que contiene.

Beneficios para la salud

El guggul está formado por una interesante combinación de sustancias naturales como aceites esenciales, aminoácidos, flavonoides, lignanos, esteroides, entre otras sustancias.

Cada uno de los compuestos encontrados en la savia de guggul aporta beneficios a la salud entre las que destacan sus propiedades antioxidantes y antiinflamatorias.

De hecho, entre los principales atributos de interés que el guggul contiene, sus efectos antinflamatorios lo han convertido en un ingrediente atractivo para tratar algunas afecciones asociadas a la inflamación.

Por ejemplo, la artritis, el eccema, la psoriasis y el acné. Pero eso no es todo, el guggul además podría ser un interesante recurso para las personas que se encuentran combatiendo con el hipotiroidismo. Estudios en animales han mostrado que los extractos de guggul podrían ser útiles para ayudar a combatir el hipotiroidismo.

Esto lo hace a través de que el guggul aumenta la absorción del yodo en el cuerpo, pero también mejora la actividad de las enzimas que se producen en la glándula tiroides.

El yodo es un elemento fundamental que la glándula tiroides necesita para crear hormonas tiroideas, aunque la deficiencia de yodo no es el problema en la tiroiditis de Hashimoto.

Sin embargo, optimizar la acción enzimática sí podría mejorar el problema.

De hecho, un estudio en humanos investigó el efecto de un tratamiento con *Triphladya Guggulu* y una decocción de *Punarnavadi Kashayampara* aliviar el hipotiroidismo.

El resultado fue que los signos y síntomas relacionados con los niveles bajos de hormonas tiroideas mejoraron de manera significativa.

Las personas evaluadas afirmaron que luego de tomar guggul, la debilidad, fatiga y dolores musculares se habían reducido de manera considerable. De modo que el guggul puede ser efectivo en el alivio de los síntomas del hipotiroidismo.

Ahora bien, aunque no cabe duda que estos estudios parezcan prometedores, es importante recordar que no existe demasiada evidencia científica actualmente y puede ser necesaria más investigación.

En cualquier caso, también puedes aprovechar sus otros beneficios de salud. Por ejemplo, es bien sabido que las personas con tiroiditis de Hashimoto suelen tener niveles elevados de colesterol LDL o "malo" en la sangre.

El guggul podría ayudar a reducir los niveles de colesterol total y colesterol LDL o "malo" y, además disminuye las cifras de triglicéridos.

Por otro lado, el dolor articular es frecuente en las personas con tiroiditis de Hashimoto. El guggul también podría aliviar los síntomas dolorosos articulares. De hecho, algunos estudios sugieren que alivia el dolor y además mejora la hinchazón de articulaciones como la rodilla mientras que mejora la movilidad.

Y si tienes además problemas inflamatorios en la piel, el guggul parece ser frecuentemente utilizado para obtener mejorías, especialmente en casos graves de acné.

¿Cómo utilizar el guggul?

Aunque es un producto de origen natural, la forma típica de consumir el guggul, es tomarlo en forma de suplementos adquiridos en línea o en tienda naturistas.

Depende de la marca y el producto que compres, es posible que la dosis del suplemento varíe, así que asegúrate de revisar las instrucciones de tu producto y no excedas la dosis recomendada por el mismo.

La dosis comúnmente utilizada oscila entre 6,25 a 132 mg al día. Sin embargo, también se considera un rango seguro y aceptable a dosis entre 400 a 1000 miligramos.

Es posible que también encuentres el guggul en suplementos herbales combinados con otros extractos o hierbas naturales.

Puedes encontrar el guggul en distintas presentaciones, desde suplementos nutricionales, polvos, extractos y hasta ungüentos aptos para ser aplicados sobre la piel.

No es aconsejable comprar resina de guggul cruda importada ya que no hay manera de saber si ha sido adecuadamente procesada y si es realmente segura para el uso humano.

¡Advertencias!

Si utilizas el guggul de manera moderada, no tienes de qué preocuparte. Sin embargo, es posible que alunas personas tengan efectos secundarios como náuseas, dolor de cabeza, diarrea, hinchazón, vómitos e hipo.

No hay muchos estudios sobre los efectos peligrosos del guggul, por lo que no se conoce con exactitud sus riesgos a largo plazo.

Sin embargo, tampoco existen informes acerca de los síntomas después de las 24 semanas de uso.

Por otro lado, cuando se toma a dosis muy elevadas, por ejemplo, una dosis mayor a 6000 miligramos, es posible desarrollar erupciones en la piel y picazón asociadas a una reacción alérgica.

Aunque el guggul es de origen natural, contiene guggulsterona, que es un fitoesteroide con características hormonas capaces de afectar a personas con algún tipo de sensibilidad a las hormonas.

Un ejemplo de esto son las personas que se encuentren lidiando con endometriosis, cáncer de ovario, cáncer de mama, cáncer de útero y cáncer de próstata.

Tampoco debe utilizarse durante el embarazo ya que es capaz de estimular el útero y desencadenar una labor de parto prematura.

Tampoco debe utilizarse durante la lactancia debido a que se desconoce su efecto en estas etapas. El guggul podría ocasionar un retraso en los tiempos de coagulación de la sangre, por esta razón no debe utilizarse en personas con trastornos hemorrágicos y tampoco si te realizarás una cirugía programada las próximas semanas.

Por otro lado, el guggul podría ocasionar alteración o interacciones indeseables con algunos medicamentos. Si estás utilizando algunos de los siguientes medicamentos, sé cuidadoso de los posibles síntomas y signos que puedan surgir a la menor sospecha de interacción suspende el guggul y habla con tu médico.

Los medicamentos que interactúan con el guggul son:

Medicamentos con estatinas como Lipitor (por ejemplo, atorvastatina) y Mevacor (lovastatin).

Diltiazem.

Sedantes triazolam y alprazolam.

Anticonceptivos a base de estrógenos.

Fexofenadina.

Habla con tu médico antes de comenzar a utilizar el guggul, también habla con tu médico acerca de los suplementos nutricionales adicionales que puedas estar tomando actualmente. Aunque es un producto a base de plantas puede no ser la opción más saludable en algunos casos.

Gotukola una planta que alivia la depresión y estimula la tiroides

También conocida por el nombre Centella asiática, penny de pantano y ji xue sao en la medicina tradicional china. Es además considerada la planta de la longevidad debido a sus propiedades.

En la medicina tradicional china e Indonesia es un elemento fundamental.

Esta planta asiática tiene una larga historia de uso desde hace siglos en la medicina tradicional tanto china, como en la medicina ayurvédica. Se trata de una planta autóctona del sudeste asiático de los humedales. A menudo se utiliza como jugo, en infusiones y como parte de las recetas de esta cultura.

Algunos médicos tradicionales afirman que esta planta tiene propiedades antidiabéticas, antimicrobianas, antiinflamatorias y, además, puede actuar mejorando la memoria y las funciones cognitivas, así como podía mejorar el estado de ánimo.

Beneficios para la salud

La centella asiática es una planta que puede ser un elemento muy útil para aliviar muchos de los síntomas ocasionados por la tiroiditis de Hashimoto. La Gotukola, contiene sustancias como ácido asiático, asiaticósido, ácido brahmico, entre otras sustancias que se ha propuesto podrían estimular la síntesis de las hormonas tiroideas T4. Pero, además, debido a los efectos en el sistema nervioso de esta planta, también puede utilizarse para potenciarla energía y la vitalidad afectada por el hipotiroidismo.

Algunos estudios afirman que la Gotukola podría mejorar la función cognitiva. Especialmente si has experimentado lentitud de pensamiento y problemas de memoria, la Gotukola puede ser un aliado fenomenal para ti.

Estudios tanto en animales como en humanos mostraron que luego del consumo regular de Gotukola ocasiona mejoras en el aprendizaje y también en la memoria.

De hecho, puede ayudar a mejorar la cognición general y prevenir el desarrollo de enfermedades neurodegenerativas como la enfermedad de Alzheimer. Algunos estudios muestran que es posible que el extracto de gotukola ejerza un modesto efecto protector sobre las células cerebrales reduciendo el riesgo de toxicidad.

La gotukola puede ser un buen aliado para controlar los síntomas asociados al estado de ánimo ocasionados por la tiroiditis de Hashimoto. Esto se debe a que gotukola podría regular la actividad de los neurotransmisores conocidos como ácido gamma-aminobutírico (GABA). Este efecto puede ser desencadenado por el ácido asiático contenido en esta planta.

Se ha demostrado que esta planta tiene acciones ansiolíticas y antidepresivas, por lo tanto, es capaz de reducir naturalmente la ansiedad, el estrés y la depresión. Otros de los beneficios de la gotukola que pueden contribuir a mejorar los síntomas de la tiroiditis de Hashimoto, es que, gracias a sus propiedades antiinflamatorias, puede ser efectiva para reducir el dolor en las articulaciones.

Otros beneficios para la salud:

- ✓ Contribuye a la reducción de aparición de estrías.
- ✓ Estimula la producción de colágeno en el cuerpo.
- ✓ Es útil para aliviar el insomnio.
- ✓ Mejora la circulación de la sangre en personas con insuficiencia venosa crónica.
- ✓ Promueve a la cicatrización de heridas minimizando las cicatrices.
- ✓ Ayuda a desintoxicar el cuerpo.
- ✓ Previene enfermedades como el cáncer.

- ✓ Rico en calcio, hierro, vitamina A y vitamina C.

¿Cómo tomarlo?

Esta planta puedes consumirla en su estado fresco o natural, sin embargo, puede ser un poco difícil de encontrar en tiendas regulares. Si has conseguido algún lugar donde las vendan en esta manera, asegúrate de que las hojas tengan forma de nenúfar y puedas apreciar un brillante color verde. Las hojas no deben estar decoloradas y no deben tener imperfecciones.

Ahora bien, esta planta es muy sensible a temperaturas, por lo tanto, puede volverse negra rápidamente si la almacenas en un refrigerador demasiado frío.

Es más conveniente refrigerarla colocándola en un vaso de agua y cubiertas en una bolsa de plástico. En su forma natural puedes aprovechar sus hojas y sus tallos y agregarla a tus recetas o hervirla en infusión.

Una manera más práctica y la más fácil de encontrar es obteniendo los suplementos de gotukola en cualquiera de sus presentaciones. Puedes encontrarla en cápsulas, polvo, tintura y prácticas preparaciones de té en tu tienda naturista. También puedes encontrar ungüentos y productos para la piel.

Las dosis en cápsulas pueden variar no solo de acuerdo al producto, sino también dependiendo del enfoque del tratamiento. Para mejorar la función cognitiva son recomendables dosis entre los 500 a 1000 mg de gotukola al día. Para depresión intensificada podría ser necesario dosis de 2000 mg.

Sin embargo, siempre es conveniente consultar con tu médico ante cualquier eventualidad que amenace la vida. No se recomienda su uso a altas dosis durante más de 14 días consecutivos.

Si quieres utilizar la presentación en forma de extracto líquido, puedes tomar entre 30 a 60 gotas 3 veces al día. Revisa siempre las dosis recomendadas en el empaque del suplemento que consigas y por supuesto, sigue las instrucciones que tu médico te indique.

¡Advertencias!

Algunas personas podrían experimentar dolor de cabeza, dolor de estómago y náuseas luego de utilizar productos que contienen gotukola, aunque es seguro para la mayoría de las personas cuando se utiliza de manera moderada.

Una manera de comprobar que esta planta es segura para ti, es comenzar a tomar dosis bajas y aumentarlas de manera progresiva hasta conseguir la dosis completa recomendada.

De esta manera, puedes reducir el riesgo a desarrollar efectos secundarios. Si tomarás este suplemento durante 6 semanas, es importante toma un descanso de dos semanas antes de reanudar nuevamente su uso.

Aunque es un efecto sumamente raro, existen informes que notifican sobre daño hepático luego de tomar gotukola.

Por esta razón, es conveniente evitar este suplemento si tienes algún tipo de problema en tu hígado ya que, podría complicar aún más tu condición.

Embarazadas y lactancia. En las mujeres embarazadas se considera seguro utilizar este suplemento cuando se aplica sobre la piel, pero no hay evidencia acerca de sus efectos sobre el embarazo cuando se toma en forma de suplemento.

Lo mejor que puedes hacer es evitarlo por completo durante el embarazo a menos que tu médico obstetra te indique lo contrario. Por otro lado, no hay suficiente información sobre el efecto de la centella asiática durante la lactancia, por esta razón, es mejor evitar su uso en estas etapas.

Cirugías programadas. No utilices este suplemento por lo menos 2 semanas antes de someterte a una cirugía ya que, podría ocasionar demasiada somnolencia cuando se combina con algunos de los medicamentos necesarios para el procedimiento quirúrgico.

Interacciones a los medicamentos

Los siguientes son medicamentos que no debes tomar en conjunto con los suplementos de gotukola debido a un riesgo elevado a desarrollar problemas. Estos son:

Medicamentos sedantes (Lorazepam, clonazepam, fenobarbital).

Medicamentos que pueden dañar el hígado, es decir, que son hepatotóxicos (acetaminofen, amiodarona, metildopa, fluconazol, entre otros).

Antes de tomar este suplemento habla con tu médico. Si has comenzado a tomarlo y notas algún efecto indeseado consulta con tu médico antes de suspender su uso.

Ginseng indio, la planta que reduce el colesterol mientras combate el hipotiroidismo

También es conocida por los nombres de cereza de invierno o Ashwagandha, consiste en una poderosa hierba con muchas propiedades medicinales. Su nombre científico es *Withania somnífera.*

Se trata de un arbusto de hoja perenne originario de África y Asia. Esta planta contiene sustancias naturales que actúan en el cuerpo contribuyendo al control del estrés. Esta propiedad reguladora del estrés clasifica al ginseng indio como un "adaptágeno".

Desde hace siglos la medicina tradicional la ha empleado en diversas maneras y preparaciones para aliviar problemas de salud. Actualmente es fácil de encontrar en forma de polvo, líquidos o incluso en tabletas.

Beneficios para la salud

Además de ser una planta útil en el manejo del estrés, el ginseng indio posee la fama de retrasar el envejecimiento y desarrollar y fortalecer los músculos.

El ginseng indio ha sido estudiado también por sus propiedades para aliviar la artritis reumatoide y contribuir a mejorar diversos trastornos neurológicos.

En cuanto a su efecto en la mejoría de la tiroiditis de Hashimoto, existen recientes pero muy prometedores resultados que afirman que esta planta podría ser una herramienta extraordinaria para combatir el avance de este problema autoinmune.

¿Qué dice la evidencia científica?

Un estudio elaborado en la India en el 2018 evaluó durante 8 semanas a 50 personas con hipotiroidismo que debían tomar 600 mg de extracto de raíz de Ginseng indio diariamente.

Transcurrido el tiempo de estudio, se observó que las personas que tomaban el ginseng indio obtuvieron importantes mejoras en sus niveles de hormonas tiroideas en comparación con el grupo de persona que solo tomo un placebo.

Los investigadores de este estudio concluyeron que el tratamiento con Ginseng indio podría ser de mucho beneficio para normalizar los niveles de hormonas tiroideas.

Este beneficio especialmente importante en personas con hipotiroidismo subclínico, es decir, aquellas que aún no han presentado síntomas de la enfermedad.

Estos resultados son muy prometedores e indudablemente dignos de considerar para mayores investigaciones.

Sin embargo, estos no son los únicos beneficios que puedes obtener al utilizar la Ashwagandha como complemento para la tiroiditis de Hashimoto.

La investigación también revela que el Ginseng indio podría ser útil para aliviar los síntomas de la depresión, un problema común ocasionado por el hipotiroidismo.

Un estudio sugiere que tomar 600 mg de extracto de Ginseng indio de alta concentración al día, podría ser eficaz para reducir hasta un 79% la depresión severa.

Otro de los problemas asociados al hipotiroidismo son los problemas sexuales tanto asociado a la libido como a la reproducción. El Ginseng indio una vez más podría contribuir a mejorar este problema. Estudios revelan que el Ginseng indio podría tener efectos muy importantes sobre los niveles de testosterona y la salud reproductiva, principalmente en hombres.

De hecho, otro estudio en la India, evaluó en un grupo de hombres el efecto del Ginseng indio sobre la fertilidad luego de tomarla constantemente durante 3 meses.

El estudio reveló que los niveles de antioxidantes en sangre eran más elevados y, además tenían una mejor calidad de esperma. Al menos el 14% de las parejas de estos hombres había quedado embarazada al cabo del estudio.

El Ginseng indio también es beneficioso para reducir la inflamación ya que, estudios han mostrado que reduce los marcadores asociados a la inflamación como la proteína C reactiva. Esto a su vez representa un menor riesgo de enfermedad cardíaca.

Algunos estudios muestran que tan solo 250 mg de extracto de Ginseng indio son eficaces para reducir hasta un 36% la proteína C reactiva. Pero también el ginseng indio es efectivo para estimular la memoria y las funciones cognitivas que suelen estar afectadas en el hipotiroidismo causado por la tiroiditis de Hashimoto.

Finalmente, pero no menos importante, el ginseng indio podría contribuir a reducir el colesterol y los triglicéridos debido a sus efectos antiinflamatorios.

¿Cómo usarlo?

La forma típica de uso del ginseng indio o Ashwagandha, es en forma de suplementos que vienen en tabletas de 300 mg. Generalmente se toma dos veces al día después de las comidas. También, es muy popular la presentación en forma de polvo que podrás agregar a la bebida de tu preferencia, puede ser leche, agua, jugo o a tus batidos.

Algunas personas también lo espolvorean sobre sus platillos o lo agregan sobre el yogur obtenido los mismos resultados. Otra presentación un poco menos frecuente es beberlo en forma de tés que puedes adquirir en tiendas naturistas.

Sin embargo, los investigadores todavía no están seguros que tomarlo en esta presentación aporte los mismos beneficios que los suplementos nutricionales.

Ahora bien, es importante que revises las indicaciones del producto que encuentres y principalmente que sigas las indicaciones de tu proveedor de atención médica.

¡Advertencias!

Hasta el momento se considera seguro el uso del ginseng indio por vía oral de forma continua hasta 3 meses. No obstante, no se conoce el efecto que podría ocasionar tomarlo durante más tiempo.

Es por esta razón que se recomienda suspender su uso luego de que han transcurrido 3 meses desde que comenzó a tomarlo y descansar por lo menos durante 2 semanas antes de volver a retomar su uso.

Ahora bien, algunas personas incluso en menos tiempo pueden desarrollar síntomas como malestar estomacal, vómitos y también diarrea. Aunque estos efectos tienen más riesgo de aparecer en personas que se encuentran tomando dosis muy elevadas.

Si sigues las indicaciones de tu médico o las recomendaciones del empaque, no tienes de qué preocuparte. Por otro lado, existe algo de preocupación acerca de que algunos componentes encontrados en el ginseng indio podrían ocasionar problemas en el hígado.

Este no es un efecto común, pero si tienes algún problema previo en tu hígado o estás tomando algún otro medicamento hepatotóxico, debes tener mucha precaución o dejar de utilizar este suplemento por completo. No se debe utilizar el ginseng indio durante el embarazo ni durante la lactancia.

Además, algunos médicos podrían considerar no indicar esta planta debido al riesgo de que vuelva más activo el sistema inmunológico. Debido que la tiroiditis de Hashimoto es una enfermedad autoinmune, puede no ser recomendable el uso del ginseng indio en todos los casos de la enfermedad. Siempre pregunta a tu médico si es seguro tomar este o cualquier otro suplemento.

Interacciones a los medicamentos

El ginseng indio puede alterar la efectividad de algunos medicamentos.

Ten cuidado al combinar Ginseng indio con los siguientes medicamentos:

Medicamentos que reducen la función del sistema inmunológico (inmunosupresores).

Medicamentos que causen somnolencia o adormecimiento (sedantes o depresores del sistema nervioso central).

Kalonji, aumenta la producción de T3 y reduce anticuerpos anti-TPO

Si existe una planta con beneficios muy prometedores para mejorar específicamente la tiroiditis de Hashimoto, es esta. *Nigella sativa*, también llamada *Nigella sativa* y comino negro, es una planta perteneciente a la familia del ranúnculo de plantas con flores.

Puede crecer hasta unos 30 centímetros de altura y producir una fruta con semillas muy utilizadas en forma de especias en algunas culturas.

Sus usos medicinales se remontan a muchos siglos atrás cuando se utilizaba para diversos problemas, desde un dolor de cabeza hasta para tratar la diarrea.

Actualmente son más comprendidas las propiedades de esta planta y cómo sus poderosos nutrientes lo convierten en una planta con muchos beneficios.

Beneficios para la salud

Kalonji, contiene muchos antioxidantes importantes capaces de neutralizar los radicales libres. Gracias a la presencia de antioxidantes, el kalonji puede mejorar la salud y prevenir algunos tipos de problemas crónicos como la diabetes, enfermedades cardíacas, la obesidad y el cáncer.

Algunas de las sustancias encontradas en el kalonji son la timoquinona, el carvacrol, el 4-terpineol y el t-anetol, unas sustancias responsables de sus efectos antioxidantes.

Kalonji tiene además poderosos efectos antiinflamatorios en el cuerpo capaces de controlar afecciones inflamatorias crónicas. Por ejemplo, en un estudio realizado en Irán kalonji demostró ser útil para reducir los marcadores de la inflamación y el estrés oxidativo en personas con artritis reumatoide luego de 8 semanas de su uso.

La artritis reumatoide es una afección autoinmune al igual que la tiroiditis de Hashimoto, así que estos resultados son muy alentadores para aliviar trastornos de tipo autoinmune.

Ahora bien, específicamente en el tratamiento del hipotiroidismo causado por la tiroiditis de Hashimoto, kalonji ha sido la planta que ha cautivado mayor interés por los científicos.

Esto se debe a que kalonji posee efectos inmunomoduladores y además protectores contra varias enfermedades de tipo autoinmune. Además, también el kalonji ha mostrado que es capaz de reducir la síntesis de anticuerpos anti-TPO y también el factor de crecimiento transformante (TGF)-beta e interleucina.

Estas sustancias señaladas intervienen en el avance de la tiroiditis de Hashimoto, cuanto mayor sean sus cifras, también mayor será la destrucción de la glándula. La timoquinona presente además tiene propiedades antiinflamatorias de la glándula tiroides.

Pero eso no es todo, también estudios han mostrado que la plana kalonji podría aumentar los niveles de la hormona tiroidea T3. Es decir que además de frenar la tiroiditis de Hashimoto, también estimula la función de la glándula tiroides.

Otros beneficios para la salud:

Contribuye a mantener controlados los niveles de colesterol.

Posee propiedades anticancerígenas por lo cual puede ser útil para la prevención y el combate de la enfermedad.

Tiene *efectos antibacterianos*.

Contribuye a la protección del hígado.

Es útil para controlar los niveles de azúcar en la sangre.

Previene el desarrollo de úlceras gástricas.

¿Cómo tomarlo?

Puedes utilizarlo en su forma natural como condimento o también como suplemento nutricional. No obstante, en forma de especia no es claro su efecto.

El consumo de suplementos de kalonji para frenar el avance de la tiroiditis de Hashimoto, puede abarcar dosis de 2 g de esta planta en forma de cápsulas o suplemento durante aproximadamente 8 semanas.

También la presentación en polvo de kalonji puede ser indicada una dosis de 1,7 mcg multiplicado por los kilogramos de peso corporal de la persona. Kalonji ha sido utilizado para diversas afecciones como para contribuir a reducir la fiebre, para el asma, la diabetes entre otras. Por esta razón, es posible que las dosis necesarias varíen.

¡Advertencias!

Para la mayoría de los adultos no suelen ocurrir problemas luego de consumir kalonji junto con sus alimentos en forma de condimento.

No obstante, es posible que al utilizarlo en forma de suplemento puedan surgir algunos inconvenientes en un reducido número de personas.

Existen informes acerca de efectos secundarios al uso de kalonji como náuseas, malestar estomacal, vómitos y constipación. Otro ejemplo, es que es posible que algunas personas desarrollen dermatitis de contacto luego de aplicarse kalonji sobre la piel.

Por otro lado, alguno de los componentes del kalonji podrían intervenir en la coagulación de la sangre y aumentar el riesgo de sangrados y moretones en personas que se encuentren tomando medicamentos.

Embarazo y lactancia. Existe evidencia contradictoria sobre el uso de kalonji durante el embarazo. Algunos estudios sugieren que su uso podría ser seguro. Sin embargo, otros estudios afirman que luego del consumo de kalonji ralentiza las contracciones uterinas cuando se consume a grandes cantidades. Lo mejor que puedes hacer es consumirlo solo bajo supervisión de tu médico y consumirlo en cantidades moderadas.

En el caso de las mujeres en período de lactancia, en vista que no se tiene suficiente información sobre cómo reaccione el bebé o la madre en estas etapas, es mejor evitar el uso del kalonji.

Interacción a los medicamentos

Actualmente no está del todo claro sobre cómo el kalonji podría afectar el funcionamiento de algunos medicamentos. No obstante, si estás tomando algún medicamento o suplemento que afecte la coagulación de la sangre, evita utilizarlos de manera conjunta para evitar riesgo de hemorragias. Muchos de las plantas expuestas en este capítulo muestran beneficios realmente prometedores para aliviar los síntomas de la tiroiditis de Hashimoto.

La buena noticia es que a menos que tu médico te indique lo contrario, puedes probar distintas plantas y probar el efecto que producen en tu salud.

Solo evita combinar plantas simultáneamente y siempre pregunta a tu médico antes de comenzar a tomar algún tipo de tratamiento herbal.

Capítulo 10. Suplementos

Las hormonas tiroideas tienen la capacidad de influir en diversos aspectos de la fisiología del cuerpo humano. Sin embargo, las personas con hipotiroidismo debido a la tiroiditis de Hashimoto, tienen niveles reducidos de hormonas tiroideas y, como resultado, algunas funciones del cuerpo pueden verse alteradas.

Dado que la tiroiditis de Hashimoto es un problema tan complejo, puede ser necesario algo de ayuda extra para mejorar el funcionamiento del cuerpo, aliviar los síntomas y, si es posible, detener el avance de esta enfermedad.

Algunos nutrientes que puedes encontrar en forma de suplementos, pueden ser útiles para ayudar a combatir otras causas subyacentes frecuentes de los trastornos tiroideos.

Estudios afirman que ciertos suplementos podrían contribuir a retardar el avance de procesos autoinmunes, controlar la inflamación y mejorar el funcionamiento de la glándula.

Aunque las vitaminas y minerales pueden ser obtenidos a través de la alimentación, muchas personas con tiroiditis de Hashimoto suelen desarrollar deficiencias a algunos de ellos.

Los suplementos nutricionales pueden ser un buen complemento para la medicación habitual de la tiroiditis de Hashimoto, sin embargo, siempre consulta con tu médico antes de comenzar a tomar algunos de ellos. De igual manera, es posible desarrollar efectos secundarios con el uso de alguno de estos suplementos y por esta razón, una buena comunicación con tu médico será fundamental.

Los suplementos nutricionales pueden aportar buenos beneficios de salud

En el Ebook "Vivir feliz teniendo Hipotiroidismo" de esta serie de Medicina Natural, encontrarás maravillosos recursos adicionales sobre cómo puedes hacerle frente al hipotiroidismo. Los recursos allí presentados también son buenas herramientas que puedes poner en práctica.

A continuación, conocerás cuáles son los mejores suplementos para contribuir al alivio de la tiroiditis de Hashimoto.

Toma curcumina todos los días para desinflamar la tiroides y retrasar el envejecimiento

La curcumina, es un poderoso antioxidante natural el cual es el principal componente activo de la cúrcuma. La cúrcuma conocida científicamente por el nombre de *Curcuma longa*, es una especia con mucho sabor, la cual es originaria de la India, entre otras regiones del sudeste asiático.

Ha sido utilizada de manera común como parte de la cocina asiática debido a su vibrante color amarillo y su particular sabor. De hecho, es parte importante del curry, pero además de esto, también cuenta con la popularidad de sus beneficios medicinales.

Tradicionalmente, la cúrcuma ha sido utilizada debido a sus propiedades antiinflamatorias y antioxidantes. Sin embargo, algunos científicos coinciden que puede no ser necesario utilizarla en forma de condimento para aprovechar todos sus beneficios de salud.

Por esta razón, los suplementos de curcumina, brindan la posibilidad de aprovechar sus beneficios fácilmente.

Beneficios para la salud

Una revisión realizada en el 2020 sobre los beneficios de la curcumina, mostró prometedores beneficios y aplicaciones sobre la curcumina. La revisión destacó que la curcumina posee importantes efectos antioxidantes, antiinflamatorios, anticancerígenos, neuroprotectores, cardioprotectores y también hepatoprotectores.

La curcumina es un compuesto antiinflamatorio natural, esto quiere decir que puede ayudar al cuerpo a controlar esos períodos de hinchazón en los cuales los tejidos del cuerpo se ven perjudicados.

De hecho, los científicos han descubierto que la inflamación crónica está relacionada con un conjunto de enfermedades como el síndrome metabólico, la enfermedad del corazón, la enfermedad de Alzheimer, entre otros problemas.

Combatir la inflamación es aún más importante en enfermedades como la tiroiditis de Hashimoto. Lo que hace la curcumina, es que puede bloquear un conjunto de moléculas importantes en la inflamación.

Además, la curcumina es un potente antioxidante, por lo cual, gracias a su estructura química es capaz de neutralizar los radicales libres. Los radicales libres tienden a reaccionar con sustancias orgánicas como los ácidos grasos, las proteínas e incluso el ADN.

Se cree que el resultado de esta interacción ocasiona daño oxidativo responsable de diversos mecanismos que conducen a varias enfermedades y al envejecimiento.

La curcumina puede bloquear la acción de estos radicales libres de modo que impide su acción en el cuerpo y, además, estimula la acción de otros antioxidantes.

En la tiroiditis de Hashimoto, este efecto es indudablemente beneficioso, ya que la curcumina puede proteger a la glándula tiroides contra el daño oxidativo.

Además, la curcumina en conjunto con otras sustancias antiinflamatorias podría contribuir a la reducción del tamaño de los nódulos de la tiroides, los cuales son frecuentes en las personas con enfermedad de Hashimoto.

Un estudio publicado en el 2015, mostró que la consumir curcumina cada día, puede ayudar a reducir el crecimiento del bocio.

Otro de los beneficios de la curcumina es que puede ser útil para combatir los síntomas del hipotiroidismo asociados al estado de ánimo. Un estudio publicado en la India mostró que las personas con depresión mayor pueden mejorar sus síntomas al tomar curcumina.

Por supuesto, si tu médico te ha recetado un tratamiento para ello, no debes dejar de tomar las indicaciones personalizadas que te indicó tu proveedor de atención médica.

Otros beneficios para la salud:

> Contribuye a la prevención de enfermedades como el Alzheimer.
>
> Eficaz para aliviar los síntomas dolorosos de la artritis especialmente de la artritis reumatoide.
>
> Retrasa el envejecimiento.
>
> Previene el desarrollo de enfermedades crónicas.
>
> Mejora la memoria y la atención.
>
> Reduce el riesgo de enfermedad cardíaca.
>
> Provoca varios cambios a nivel molecular con los cuales es posible prevenir el cáncer.

¿Cómo tomarlo?

Los estudios sobre la curcumina han revelado que este potente antioxidante, en realidad tiene muy poca biodisponibilidad.

Esto quiere decir que nuestro cuerpo encuentra algunos problemas para aprovechar completamente sus beneficios para la salud.

Lo que ocurre es que no suele absorberse de forma adecuada, pero también se metaboliza y elimina muy rápidamente.

Por esta razón, en los suplementos de curcumina se emplean sustancias adicionales capaces de aumentar la biodisponibilidad de la curcumina.

La pimienta negra es una de las sustancias más comunes utilizadas para este fin.

Este efecto es gracias a un componente de la pimienta negra conocido como piperina.

Es común encontrar los suplementos de curcumina con piperina para estimular esta función.

La dosis típicamente utilizada en los adultos es de 1,5 gramos de curcumina al día.

Esta dosis puede utilizarse durante 9 meses consecutivos tras los cuales es conveniente interrumpir su uso.

¡Advertencias!

Utilizar la cúrcuma en tus comidas y bebidas es inofensivo para la mayoría de los adultos. No obstante, cuando se toma en forma de suplemento las concentraciones de curcumina son mayores y es posible que algunas personas desarrollen efectos secundarios.

Se ha informado que luego del uso de la curcumina como suplemento nutricional han aparecido síntomas secundarios leves como náuseas, malestar estomacal, diarrea o mareos.

Aunque si se compara con otros tratamientos y suplementos, realmente los efectos secundarios son prácticamente nulos. Por supuesto, cuanto mayor sea la dosis que tomes de este suplemento, también mayor será el riesgo a presentar reacciones desfavorables.

Embarazo y lactancia: no hay informes hasta el momento que indiquen que comer cúrcuma en los alimentos sea peligroso en estas etapas. No obstante, tomar cúrcuma en grandes cantidades o consumir el suplemento nutricional en estas etapas podría ser peligroso.

Por esta razón, la mejor opción es consumir pocas cantidades y solo de fuentes alimentarias durante el embarazo y la lactancia a menos que tu médico te indique lo contrario.

Condiciones especiales de salud

La curcumina también podría actuar como un estrógeno, pero existen situaciones de salud como el cáncer de mama, el cáncer de ovario, fibromas uterinos, entre otros problemas que podrían verse perjudicadas por el consumo de suplementos de curcumina. Si tienes cualquier condición médica sensible a hormonas, evita este suplemento.

Por otro lado, si estás buscando un embarazo, la curcumina podría reducir los niveles de testosterona y perjudicar al movimiento efectivo de los espermatozoides. Básicamente, podría disminuir la fertilidad masculina. Debido a que el hipotiroidismo puede complicar la fertilidad, si estás buscando un embarazo, este suplemento no es para ti.

Las personas con trastornos hemorrágicos o problemas con la vesícula biliar, deben evitar el uso de curcumina debido a que podría empeorar estos problemas. Si te encuentras tomando cualquier medicamento no inicies el consumo de curcumina de manera regular sin antes hablar con tu médico. Es posible que algunos medicamentos puedan interactuar con la curcumina y ocasionar efectos indeseados. Por ejemplo, los medicamentos que retardan la coagulación de la sangre.

Toma vitamina D para mejorar la función tiroidea y cuidar tu salud ósea

A diferencia de otras vitaminas, la vitamina D es una hormona esteroide que puede ser producida en el cuerpo humano una vez que la piel se expone al sol. No obstante, una pequeña parte de la cantidad total requerida de la vitamina D, debe ser incorporada en los alimentos.

La vitamina D forma parte del grupo de las vitaminas liposolubles, lo que quiere decir que se disuelve y almacena en las grasas y aceites del cuerpo. Existen dos formas principales de vitamina D, la vitamina D2 o ergocalciferol encontrada en hongos, levaduras y plantas y la vitamina D3 o colecalciferol. Esta forma de vitamina D es encontrada en algunos alimentos de origen animal como en las yemas de los huevos o en los pescados grasos. La vitamina D3, puede ser más eficaz para aumentar los niveles de vitamina D en sangre.

De hecho, puede incrementar hasta 2 veces más el nivel sanguíneo de vitamina D en comparación con la vitamina D2. La vitamina D requiere pasar por dos procesos de conversión para adoptar su forma activa. Para ello primero se convierte en calcidiol o 25 (OH) D. Este proceso tiene lugar en el hígado. De esta manera se almacena la vitamina D.

El segundo paso, consiste en la conversión a calcitriol o 1,25 (OH) 2D. Este paso tiene lugar principalmente en los riñones y permite obtener la forma activa de la vitamina D que es el calcitriol.

Este calcitriol puede interactuar con el receptor de la vitamina D o VDR el cual está presenten en casi todas las células del cuerpo y, debido a esto puede ocasionar efectos en la salud.

Beneficios para la salud

A medida que la vitamina D circula por toda la sangre, aporta beneficios en el cuerpo.

La circulación de la sangre, le permite a la vitamina D3 absorber calcio y fósforo. Estos minerales promueven el crecimiento y el mantenimiento de los huesos fuertes.

Este proceso es necesario para ayudar a mantener la salud ósea adecuada.

De hecho, se asociado que los niveles altos de vitamina D pueden reducir el riesgo de osteoporosis y fracturas en adultos.

No obtener suficiente vitamina D puede ocasionar enfermedades como la osteoporosis que es una de las principales causas de fracturas de huesos en ancianos.

La vitamina D también es necesaria para prevenir la osteomalacia, una enfermedad que ocasiona ablandamiento de los huesos por no tener suficiente vitamina D.

¿Cómo afecta la vitamina D a la tiroides?

Cada vez surge más evidencia de que los bajos niveles de la vitamina D podría estar asociados en los trastornos de tiroides. Una investigación realizada en el 2014 mostró que existe un vínculo entre la deficiencia de la vitamina D y los trastornos tiroideos autoinmunes como es el caso de la tiroiditis de Hashimoto.

Otro estudio, reveló que al menos el 72% de las personas con enfermedad tiroidea autoinmune también tenían una deficiencia a la vitamina D. En el 2015 un estudio realizado en Grecia evaluó un grupo de personas con tiroiditis de Hashimoto. El resultado de este estudio mostró que más del 85% de estas personas tenían niveles bajos de vitamina D, pero además, también tenían niveles más elevados de anticuerpos antitiroideos.

Una manera prometedora para contribuir al tratamiento de la tiroiditis de Hashimoto es incluir suplementación con vitamina D.

El mismo estudio realizado en Grecia, las personas que tenían tiroiditis de Hashimoto con deficiencia a la vitamina D obtuvieron significativas mejoras en sus marcadores de la enfermedad luego de la suplementación con vitamina D.

Otro estudio además mostró que las personas con hipotiroidismo que tomaron suplementos de vitamina D durante 12 semanas obtuvieron mejoría en los niveles sanguíneos de la hormona estimulante de la tiroides o TSH. Sin embargo, en este estudio no se observó mejorías en los niveles sanguíneos de las hormonas tiroideas tiroxina (T4) y triyodotironina (T3).

El uso de los suplementos de vitamina D como parte del tratamiento contra la tiroiditis de Hashimoto es prometedor. No obstante, es necesario realizar más investigación científica para establecer pautas específicas para utilizarlo en el tratamiento o prevención de enfermedades tiroideas.

De cualquier manera, es posible obtener diversos beneficios de la vitamina D sobre el hipotiroidismo ya que la vitamina D también mejora lo síntomas de las condiciones autoinmunes.

Otros beneficios para la salud:

Reduce el riesgo a desarrollar diabetes tipo 2.

Forma parte de la protección contra las enfermedades cardíacas y de los accidentes cardiovasculares.

Podría proteger contra las infecciones respiratorias como gripes y resfriados.

Mejora los síntomas del trastorno de depresión estacional.

¿Cómo utilizarlo?

Puedes obtener vitamina D al exponer tu piel al sol o cuando comes alimentos como el salmón, aceite de hígado de bacalao, atún, hígado de res, lácteos o jugos fortificados, entre otros. No obstante, los suplementos pueden ofrecer un aporte adicional apropiado para combatir las deficiencias.

Ahora bien, para elegir el suplemento adecuado, debes saber que existen dos formas de suplementos de vitamina D: el ergocalciferol o D2 y el colecalciferol o D3.

Aunque algunos médicos pueden sentirse más inclinados por uno u otro, en realidad no existe evidencia sólida que indique que uno sea superior al otro.

Los suplementos de vitamina D, además puedes conseguirla en distintas presentaciones. Puedes comprarlas en forma de cápsulas, líquidos, tabletas masticables y hasta en forma de gomitas sin dejar de ser efectivas. Pero es importante no tomar más de lo que indica el empaque del producto.

Aunque tenga una presentación amigable como en el caso de las gomitas, debes vigilar la cantidad de producto que estás consumiendo para evitar inconvenientes.

Dosis

La cantidad que diariamente debes obtener o dosis diaria recomendada de la vitamina D es de 600 UI (Unidades internacionales). Esta dosis equivale a unos 15 mcg diarios.

Las personas con tiroiditis de Hashimoto y deficiencias de vitamina D pueden beneficiarse de tomar 1200 a 4000 UI todos los días durante 4 meses. Depende del grado de deficiencia puedes recibir alrededor de 50.000 UI por semana. No obstante, esta dosis debe ser supervisada por un médico.

¡Advertencias!

Tomar cantidades excesivas de vitamina D puede ocasionar efectos secundarios. Demasiada vitamina D puede causar fatiga, somnolencia, boca seca, pérdida de apetito, sabor metálico en la boca, náuseas, vómitos, entre otros.

Además, no es seguro tomar suplementos de vitamina D a dosis mayores a 4000 unidades internacionales o 100 mcg al día de forma prolongada. Estas dosis tan elevadas tomadas por mucho tiempo consecutivo, pueden ocasionar niveles muy altos de calcio en la sangre.

Embarazo y lactancia: se considera probablemente seguro cuando se toma el suplemento en dosis inferiores a los 4000 UI. Sin embargo, no debe utilizarse sin consentimiento previo del médico tratante. Cantidades superiores pueden ser probablemente inseguras tanto para el bebé como para la madre.

Condiciones especiales:

Algunos informes indican que las personas con problemas arteriales como la arterosclerosis pueden presentar empeoramiento de su condición.

La vitamina D, también podría incrementar los niveles de calcio en personas con un hongo conocido como histoplasmosis, esto podría provocar mayor riesgo de cálculos renales y otros problemas. En este caso debe utilizarse la vitamina D con precaución.

Por otro lado, los suplementos de vitamina D al incrementar el nivel de calcio en la sangre pueden empeorar la glándula paratiroidea hiperactiva o hiperparatiroidismo.

Por esta razón, es importante ser cuidadoso al momento de tomar suplementos de vitamina D, ya que podría perjudicar las condiciones sensibles a altos niveles de calcio como algunos problemas del riñón, entre otros.

Interacción a los medicamentos

Los suplementos de vitamina D pueden ocasionar alteraciones en la manera en la que el cuerpo actúa frente a los medicamentos. Los siguientes son fármacos cuya combinación con los suplementos de vitamina D pueden producir efectos indeseados. Ten precaución si estás tomando:

Diuréticos tiazídicos. Podría incrementar aún más la cantidad de calcio en la sangre y aumentar el riesgo de efectos secundarios graves. Ejemplos: hidroclorotiazida, clorotiazida, metolazona, entre otros.

Verapamilo. Aumenta la cantidad de calcio en la sangre.

Digoxina. Puede incrementar el efecto de la digoxina ocasionado latidos cardiacos irregulares.

Calcipotrieno. Tiene acción similar a la vitamina D, por lo que puede incrementar el riesgo de los efectos secundarios al calcipotrieno.

Diltiazem. Podría reducir la eficacia del diltiazem.

Cimetidina.

Heparina.

Magnesio disminuye la presión arterial y alivia síntomas del hipotiroidismo

El magnesio es un mineral que cumple funciones importantes en la salud. Se trata de un componente vital necesario para regular diversas funciones importantes como la regulación de procesos corporales como la función nerviosa y muscular.

El magnesio también interviene en regulación de los niveles de azúcar en la sangre, la presión arterial y en el mantenimiento de la normal estructura corporal. Generalmente, obtenemos magnesio a través de los alimentos como las legumbres, los cereales integrales, brócoli, calabaza, verduras de hojas verde, frutos secos, entre otras.

Sin embargo, los expertos afirman que muchas personas no están obteniendo suficiente cantidad de magnesio en sus alimentos. No obtener la cantidad de magnesio recomendada al día, puede aumentar el riesgo a tener mayores niveles de marcadores de la inflamación.

Los niveles elevados de marcadores de la inflamación se asocian al desarrollo de varios problemas de salud incluidos las enfermedades cardíacas, la diabetes, y algunos cánceres.

Beneficios para la salud

En lo que se refiere a la salud de la glándula tiroides, el magnesio es un mineral importante ya que es necesario para convertir la hormona tiroidea inactiva T4 en la hormona tiroidea con en su forma activa o T3. Sin magnesio este mecanismo no puede ocurrir y, si esta conversión no ocurre, las células no obtienen los beneficios de las hormonas tiroideas. Si el nivel de magnesio en la sangre es bajo, la tiroides tampoco puede funcionar de manera adecuada.

Ahora bien, los estudios indican que las personas que tienen enfermedad tiroidea autoinmune, como la tiroiditis de Hashimoto, generalmente presentan niveles de magnesio por debajo de lo normal.

Estudios señalan que tener niveles bajos de magnesio, podrían estar asociadas a un mayor riesgo de desarrollo de la enfermedad de Hashimoto. También la deficiencia de magnesio podría asociarse a niveles más altos de anticuerpos tiroideos.

Es posible que luego de corregir la deficiencia del magnesio los síntomas de la tiroiditis de Hashimoto se reduzcan. De hecho, el nivel de magnesio bajo se asocia a dolor de cabeza o migrañas. Por lo tanto, la suplementación de magnesio podría reducir el dolor de cabeza en las personas con hipotiroidismo. Además, la presión arterial suele elevarse cuando la glándula tiroides no funciona adecuadamente.

Sin embargo, la suplementación con magnesio podría ayudar a regular la presión arterial alta contribuyendo al tratamiento de la tiroiditis de Hashimoto.

Los niveles insuficientes de magnesio también parecen disminuir la cantidad de serotonina en el cerebro. La serotonina es una sustancia química en el cerebro que produce una sensación placentera. Tomar suplementos de magnesio puede contribuir a mejorar los niveles de serotonina y, como resultado aliviar los síntomas de la depresión.

Otros beneficios para la salud:

Reduce el riesgo de osteoporosis y fracturas óseas.

Reduce la resistencia a la insulina y previene la diabetes tipo 2.

Disminuye el riesgo de enfermedad cardíaca.

¿Cómo tomarlo?

Diariamente todas las personas deben obtener la cantidad recomendada de magnesio en su dieta ya sea en forma de alimentos o suplementos. Esto evitará deficiencias nutricionales y un nivel óptimo en el cuerpo.

En las mujeres adultas, esta cantidad diaria recomendada es de 310 a 320 mg al día. Excepto cuando están embarazadas donde la dosis aumenta entre 350 a 360 mg. Las mujeres que amamantan requieren también 310 a 320 mg de magnesio al día.

Mientras tanto, los hombres adultos requieren una cantidad diaria de 400 hasta 420 mg de magnesio. En caso de deficiencia la dosis del magnesio puede ser de 3 gramos cada 6 horas en cuatro dosis.

Sin embargo, es necesario que tu médico evalúe tus niveles de magnesio y te indique la dosis adecuada para ti en caso de evidenciar deficiencias. Este suplemento puede utilizarse todos los días hasta por 16 semanas consecutivas.

¡Advertencias!

Tomar dosis diarias de 350 mg se considera seguro para la mayoría de los adultos. De hecho, tomarlo como parte de tus comidas no suele ocasionar ningún problema. Sin embargo, luego de tomarlo en forma de suplemento, algunas personas pueden experimentar algunos efectos secundarios como náuseas, vómitos, malestar estomacal, diarrea, entre otros. El riesgo a desarrollar efectos secundarios suele aumentar tanto como la dosis que tomes. Es decir, a dosis elevadas, mayo riesgo a desarrollar efectos secundarios.

Pero también cuando la dosis es demasiado grande, puede causar efectos secundarios graves como confusión, respiración lenta, irregularidad en los latidos del corazón, baja presión arterial, coma y hasta muerte. No excedas la dosis recomendada por el empaque del suplemento o las indicaciones dadas por tu médico.

De igual manera, en el caso de las mujeres embarazadas y durante la lactancia, las dosis deben mantenerse en el rango de las recomendaciones diarias. En estas etapas, es más seguro no tomar ningún tipo de medicamento o suplemento sin contar con la aprobación y supervisión de tu médico.

Por otro lado, las personas con insuficiencia renal no deben tomar suplementos de magnesio a menos que su médico así lo indique. Esto se debe a que en la insuficiencia renal los riñones no pueden eliminar adecuadamente el magnesio del cuerpo y este puede acumularse y causar toxicidad.

Tampoco tomes suplemento de magnesio si tienes una enfermedad conocida como miastenia gravis, bloqueo cardiaco, y trastornos hemorrágicos.

Interacción a los medicamentos

Algunos medicamentos pueden verse alterados al tomarlos en conjunto con los suplementos de magnesio. Estos son:

Diuréticos ahorradores de potasio (amilorida, espironolactona, triamtereno).

Bloqueadores de los canales de calcio (felodipina, amlodipina, isradipina).

Relajantes musculares (orfenadrina, ciclobenzaprina, pipecuronio, gallamina).

Bifosfonatos (risedronato, etidronato, alendronato).

Antibióticos quinolónicos (Ciprofloxacina, norfloxacina, esparfloxacina).

Aunque hayas escuchado buenas recomendaciones de este u otro suplemento por parte de terceros, recuerda no tomar ningún medicamento o suplemento sin antes consultar con tu médico. De esta manera evitarás poner en riesgo tu vida o pasar por un momento muy desagradable en caso de reacciones adversas.

Inositol combate el síndrome metabólico y la autoinmunidad

También conocido como vitamina B8, es una sustancia encontrada en muchos animales y plantas pero que también el cuerpo humano puede producir.

En realidad, el inositol es un tipo de azúcar con varias funciones importantes en el organismo. El inositol es posible encontrarlo en muchas formas conocidas como "isómeros". Las formas más comunes son myo-inositol y D-chiro-inositol.

El inositol interviene en diversos procesos corporales. Por ejemplo, juega un papel estructural en el cuerpo como un componente principal de las membranas de las células. Además, el inositol actúa sobre la acción de la insulina, la hormona que permite el control del azúcar en la sangre. Por otro lado, el inositol afecta a los mensajeros químicos cerebrales como la serotonina y la dopamina.

Beneficios para la salud

El inositol forma parte de muchos procesos importantes para la salud. También tiene propiedades antioxidantes que combaten los efectos nocivos de los radicales libres en el sistema circulatorio, en el cerebro, entre otros tejidos. Un estudio realizado en Italia señaló que la forma myo-inositol juega un papel importante en la función tiroidea y la autoinmunidad.

De hecho, los investigadores afirman que administrar magnesio en conjunto con selenio, es significativamente eficaz para reducir los niveles de TSH, así como anticuerpos como anti-peroxidasa tiroidea y antitiroglobulina. El mismo estudio mostró un aumento significativo de la hormona tiroidea T4 en sangre. Por supuesto, estos resultados también fueron acompañados con una mejoría en la calidad de vida de las personas.

Otros beneficios de salud:

Contribuye a reducir la ansiedad.

Mejora la fertilidad femenina (en mujeres con síndrome de ovarios poliquísticos).

Alivia síntomas de depresión.

Mejora la sensibilidad a la insulina.

Combate el síndrome metabólico.

Previene la diabetes.

Combate problemas asociados a la salud mental.

¿Cómo utilizarlo?

Las investigaciones sobre el mioinositol en la tiroiditis de Hashimoto, indican que puede ser suficiente administrar una suplementación diaria con 600 mg de mioinositol combinado con 83 mcg de selenio. Estas dosis podrían ser suficientes para ayudar a mejorar la función tiroidea en las personas con esta enfermedad.

Ahora bien, existen otras dosificaciones de acuerdo al tipo de problema que se busque resolver con el suplemento de mioinositol. Por ejemplo, para aliviar los problemas de salud mental, se emplean dosis de 12 a 18 gramos una vez al día y puede mantenerse durante 4 a 6 semanas.

En cuanto al síndrome metabólico, una afección común en el hipotiroidismo, se utilizan 2 gramos de mioinositol dos veces al día. También puedes aumentar tu consumo de inositol a través de fuentes alimenticias como alimentos ricos en fibra (arroz integral, salvado de trigo, frijoles, entre otros). Consulta a tu médico acerca de la dosis recomendada para ti.

¡Advertencias!

En adultos es generalmente seguro. Aunque algunas personas podrían desarrollar efectos secundarios leves como náuseas, cansancio, mareos, dolor de estómago, entre otras.

No hay información confiable suficiente sobre su efecto en el embarazo y durante la lactancia, por lo tanto, se recomienda discreción y evitar su uso a menos que tu médico te indique lo contrario.

El efecto metabólico que ocasiona el inositol, puede no ser la mejor opción para todas las personas. Esto se debe a que el uso prolongado de inositol puede ocasionar hipoglucemia, es decir, un nivel de azúcar en la sangre demasiado bajo.

También existe preocupación acerca del efecto que pueda tener el inositol sobre la enfermedad bipolar. Algunos científicos sospechan que puede ser responsable de episodios maníacos o hipomaniacos.

Dosis elevadas de hexafosfato de inositol, podrían reducir la capacidad del cuerpo de absorber hierro, calcio, zinc, entre otros minerales. El riesgo es que puede ocasionar deficiencias nutricionales. Habla con tu médico si te encuentras tomando algún tipo de medicamento o si tienes alguna condición de salud. No tomes este suplemento sin la aprobación de tu médico.

Capítulo 11. Ejercicios en la tiroiditis de Hashimoto

El hipotiroidismo que causa la tiroiditis de Hashimoto, puede desencadenar dolor en los músculos y en las articulaciones haciéndote sentir fatigado y desanimado. Hacer ejercicios de forma regular te ayuda a reducir muchos de estos síntomas.

Por supuesto, aunque el ejercicio no es capaz de sustituir los medicamentos de reemplazo de las hormonas tiroideas, sí puede ser un gran complemento para el tratamiento. Además, el ejercicio no solo ayudará con los problemas de la glándula tiroides, sino que también podrá beneficiar a todo tu cuerpo mejorando tu salud.

Hacer ejercicio de manera regular te ayudará a controlar tu peso corporal. Esto es importante ya que, en la tiroiditis de Hashimoto, a menudo ocurre ganancia de peso involuntaria. Además, mantener tu cuerpo en movimiento es fundamental para mejorar la salud de tu corazón y prevenir el desarrollo de enfermedades cardiovasculares.

El ejercicio también promueve cambios en áreas del cerebro encargadas de regular la ansiedad y el estrés. La actividad física aumenta la sensibilidad del cerebro a hormonas como la noradrenalina y la serotonina, las cuales pueden aliviar los sentimientos de depresión.

Por otro lado, el ejercicio aumenta la producción de endorfinas. Las endorfinas son sustancias reconocidas por su impacto positivo en la producción de sentimientos de depresión y también en la percepción al dolor. Dicho de otra manera, hacer ejercicio no solo te ayuda a bajar de peso, también ayuda a reducir tu estrés, mejora los síntomas de la ansiedad y alivia la depresión.

También, el ejercicio ayuda a controlar los niveles de azúcar en la sangre debido a que aumentan la sensibilidad a la insulina. Hacer ejercicio permitirá que te sientas más lleno de energía mientras desarrollas fortaleza en tus músculos y huesos. Además, mejoras tu flexibilidad y resistencia. Ya sea que tengas hipotiroidismo manifiesto o subclínico debido a la tiroiditis de Hashimoto, el ejercicio hará que tu calidad de vida mejore significativamente.

Precauciones al hacer ejercicio ¿qué hacer y qué evitar?

Casi todas las personas pueden hacer algún tipo de actividad física. La clave de un entrenamiento seguro y efectivo es saber qué hacer y qué cosas evitar de acuerdo a tu condición física y estado de salud.

Las siguientes son recomendaciones que debes tener presente antes de comenzar cualquier rutina de ejercicio teniendo tiroiditis de Hashimoto.

No comiences ningún programa de ejercicio sin antes hablar con tu médico

Esta recomendación aplica principalmente para aquellas personas que no tienen el hábito de hacer ejercicios o aquellos que quieran hacer un cambio en la disciplina habitual.

Tu médico podrá evaluar cualquier tipo de condición o problema adicional que de alguna manera pueda aumentar el riesgo a lesionarte.

Además, es importante mantenerte en contacto estrecho con tu médico ya que, si estás iniciando una nueva disciplina deportiva, sea necesario ajustar la dosis del medicamento.

Antes de comenzar una rutina de ejercicio, es importante estar seguro de que estás tomando la dosis correcta de la hormona tiroidea.

Si la dosis de hormonas tiroideas que estás tomando no es suficiente para el requerimiento del ejercicio que tienes pueden desarrollarse problemas cardíacos.

Pero si estas tomando demasiado medicamento de reemplazo hormonal tiroideo, puedes experimentar síntomas desagradables como aumento excesivo de la frecuencia cardiaca durante el ejercicio.

En resumen, demasiado medicamento para la tiroides o muy poco pueden tener efectos negativos en la salud y es fundamental que tu médico ajuste la dosis adecuada a tus requerimientos actuales del ejercicio que vas a realizar.

También puedes consultar con tu proveedor de atención médica sobre el objetivo adecuado para ti en función a la frecuencia cardíaca.

Realiza estiramientos

Estirar tus músculos antes y después de cada sesión te ayudará a mantener una buena movilidad articular.

Esto a su vez evita sobrecargar las articulaciones cuando empiezas a hacer ejercicios.

Frecuentemente las personas con tiroiditis de Hashimoto suelen presentar complicaciones asociadas al dolor de las articulaciones.

Debido a que el dolor o la rigidez muscular y articular es muy común en este caso, realizar ejercicios de movilidad articular y flexibilidad son fundamentales para evitar lesiones.

También es buena idea incorporar ejercicios suaves para los hombros y el cuello ya que pueden ser muy útiles.

Considera un entrenador personal calificado

Un entrenador te ayudará a mantener tus progresos de manera consistente y adaptado a tus condiciones particulares. Es una buena idea para comenzar evitando presionarte demasiado o para evitar quedarte siempre en el mismo nivel y no progresar en absoluto.

Busca un entrenador que esté certificado y que tenga experiencia en adaptar el ejercicio a cualquier tipo de condición física o limitaciones. Si está instruido en la tiroiditis de Hashimoto y el hipotiroidismo, mucho mejor.

Empieza lentamente

Especialmente si tienes síntomas graves o si eres nuevo en el ejercicio, debes comenzar despacio. Entrenar de forma intensa o demasiado rápido cuando tan solo estás comenzando, puede aumentar tu riesgo a lesionarte.

La mejor manera es construir de forma lenta y progresiva los objetivos que quisieras alcanzar y ajustar un programa en función a pequeños pero consistentes avances.

Empieza realizando sesiones más cortas o manteniendo una intensidad baja. También, pueden ser sesiones de corta y baja intensidad. Lo importante es asegurarte que tu cuerpo tolera el proceso de sobrecarga realizado en cada una de las etapas.

Una vez que sientas más confianza para avanzar y notas que tu cuerpo tolera bien el ejercicio realizado puedes incorporar más intensidad o duración del ejercicio.

Por otro lado, aunque tengas experiencia realizando ejercicio, es posible que los síntomas del hipotiroidismo te indiquen que es necesario reducir un poco la intensidad.

Si experimentas falta de energía constante puede que el hipotiroidismo requiera un ajuste en el tratamiento. Si sueles hacer ejercicio, pero momentáneamente experimentas cansancio y reducción de tu capacidad para hacer ejercicio, es momento para ir despacio y consultar con tu médico sobre la dosis apropiada.

En ocasiones puede ser necesario volver a rutinas de ejercicio cuya intensidad resultaba fácil anteriormente.

Incorpora ejercicios de fuerza muscular

Los ejercicios que implican levantar pesas o utilizar el propio peso corporal como las flexiones o las sentadillas, podrían ser muy útiles para ayudarte a contrarrestar alguno de los efectos que el hipotiroidismo produce en el cuerpo.

Los entrenamientos de fuerza permiten desarrollar masa muscular. Cuando tienes músculos fuertes también tus articulaciones serán mucho más saludables. De este modo que podrías obtener alivio del dolor articular asociado al hipotiroidismo. Además, al fortalecer tus músculos tendrás menos fatiga para realizar tus actividades diarias. De hecho, podrás tener períodos más largos de independencia al llegar a la vejez.

Desarrollar tus músculos también promoverá la pérdida de peso ya que la masa muscular aumenta el metabolismo. Esto se traduce en que tu cuerpo necesitará más energía para mantener tus músculos y, tendrás una mayor quema de calorías, aunque no te encuentres haciendo ejercicio.

Por otro lado, el entrenamiento de fuerza estimula la buena salud de los huesos. Esto es muy importante ya que la hormona tiroidea puede afectar la tasa de reemplazo de los huesos.

Realiza ejercicios aeróbicos de bajo impacto

A menudo, muchas personas con tiroiditis de Hashimoto e hipotiroidismo suelen sentirse preocupadas de hacer ciertos ejercicios cardiovasculares debido al alto impacto que tienen sobre las articulaciones. Sin embargo, no todos los ejercicios de este tipo incluyen tal impacto. De hecho, puedes tratar ejercicios aeróbicos sin nada de impacto sobre las articulaciones. Por ejemplo, los ejercicios aeróbicos acuáticos y la natación.

Si prefieres mantenerte sobre el suelo, también puedes optar por caminar o usar una máquina elíptica o dar un paseo en bicicleta. Los ejercicios aeróbicos son maravillosos para mantener tu cuerpo saludable.

Además de ayudarte a quemar mayor cantidad de calorías por sesión de entrenamiento, mejoran la salud cardiovascular y previene el desarrollo de enfermedades crónicas.

Sé constante en los ejercicios

Lamentablemente, muchas de las personas que comienzan a realizar ejercicios suelen abandonarlos al poco tiempo sin ver el resultado. Si quieres ver el éxito de tu esfuerzo en cada entrenamiento es importante ser constante y perseverante en el mantenimiento del ejercicio.

Para muchos el principal factor limitante es el tiempo, sin embargo, si buscas tiempo para entrenar y para mantenerte en alguna actividad la mayoría de los días podrás disfrutar de tus resultados más pronto de lo que te imaginas.

Por supuesto, un buen entrenamiento en la tiroiditis de Hashimoto debe ir respaldado de una alimentación saludable y la adherencia al tratamiento médico. Hay muchos pequeños trucos que puedes emplear para mantenerte activo todos los días. Puedes comenzar haciendo ejercicios en casa o ejercitar tu equilibrio parándote sobre un solo pie mientras te cepillas los dientes.

Ese pequeño y sencillo movimiento es eficaz para aumentar las endorfinas y el flujo de sangre en el cuerpo. Además, alivia el dolor. En cuanto al tiempo que debes hacer ejercicio, todavía no existen recomendaciones específicas sobre la tiroiditis de Hashimoto.

Sin embargo, la mayoría de los médicos coinciden que 150 minutos de ejercicios a la semana de actividad moderada es suficiente para ver magníficos resultados.

Estos 150 minutos semanales se traducen en al menos 30 minutos de actividad física por lo menos 5 días a la semana.

Prueba con diferentes formas de ejercicios

Un entrenamiento equilibrado y completo debe contener distintas modalidades de ejercicio. Cada programa de ejercicio debe ser alternado cada 4 a 5 semanas para permitir que todo tu cuerpo se desarrolle de manera uniforme y balanceada.

Una manera para no limitarte a una sola forma de ejercicio es incorporar 2 o 3 días de ejercicios de fuerza y unas 5 o 6 sesiones de ejercicios aeróbicos a la semana. Puedes alternar diferentes actividades cardiovasculares según tus preferencias.

No exageres con la intensidad

Una tendencia común al momento de hacer ejercicios es querer hacer todo el ejercicio que no has hecho en la semana en un solo día.

Los maratones o los ejercicios de gran intensidad pueden ser entrenamientos eventuales, pero es importante que no los conviertas en tu rutina regular especialmente si estás empezando. Presionar demasiado podrá lesionarte y, además, puede hacer que reduzcas mucho tus resultados. Toma varios días y hasta varias semanas en cada etapa del ejercicio para que puedas obtener resultados que realmente puedas sostener en el tiempo.

Una buena indicación que ya es momento para aumentar la intensidad del ejercicio es evaluar el nivel de energía. Si te sientes energizado por la actividad en lugar de experimentar una fatiga extrema y, además puedes dormir bien, probablemente sea el momento de aumentar la intensidad.

Lleva un registro de tus progresos y opta por aumentar la duración del ejercicio y luego la intensidad. Eventualmente, podrás aumentar la intensidad, no te presiones demasiado.

Presta atención a tu cuerpo

Los síntomas del hipotiroidismo suelen variar día tras día. Es posible que un día sientas más energía y concentración que otro. Sin embargo, haz tu mejor esfuerzo, pero sin presionar demasiado. Encuentra el nivel adecuado para ti sin dejarte llevar por la experiencia de otras personas.

Adáptate a cómo te sientas cada día, si sientes que puedes hacer un poco más sin extralimitar tu condición ¡Adelante!

Si, por el contrario, sientes que debes dar un paso atrás e ir lento también es absolutamente válido. Mantén tu rutina lo más flexible y divertida de modo que puedas disfrutar lo que estás haciendo. Disfrutar del ejercicio es la manera más eficaz para mantener la actividad física a largo plazo y que no sea solo una actividad momentánea.

Ejercicios cardiovasculares para la tiroiditis de Hashimoto

Los estudios indican que una persona con hipotiroidismo que realiza actividad física puede mejorar significativamente su calidad de vida. Un estudio realizado en Brasil, evaluó a 22 mujeres con hipotiroidismo subclínico y el efecto del ejercicio sobre su calidad de vida.

Luego de 16 semanas de entrenamiento con ejercicios aeróbicos (cinta de correr y bicicleta) al menos unas 3 veces por semana, el grupo afirmó que había mejorado su capacidad funcional, su estado general, aspectos emocionales y, por supuestos, su habilidad mental y física. Las mejoras fueron notables, por lo tanto, parecen conveniente incorporar rutinas de ejercicio cardiovascular que sean aptas para personas con tiroiditis de Hashimoto.

Ahora bien, no existen ejercicios específicamente dirigidos a tratar la tiroiditis de Hashimoto. Sin embargo, un enfoque de ejercicios aeróbicos de bajo impacto es el más apropiado para esta condición. A continuación, conoceremos algunas ideas de ejercicios que puedes poner en práctica.

Ciclismo

Consiste en un ejercicio aeróbico o cardiovascular de bajo impacto el cual, además de ser un método de transporte ecológico, permite disfrutar de un paseo al aire libre mientras te ejercitas. El ciclismo es un ejercicio adaptable que puedes variar de intensidad. De hecho, todos los niveles pueden obtener un eficiente entrenamiento con el ciclismo.

Beneficios del ciclismo

Debido a que es un ejercicio de tipo aeróbico, permite fortalecer o mejorar tu aparato cardiovascular y obtener todos los beneficios de este tipo de ejercicio.

Pero, además, tiene sus propias ventajas que hacen de este un entrenamiento muy interesante. Además de ser un ejercicio aeróbico, el ciclismo te permite fortalecer las piernas y mejorar la función general de la parte inferior del cuerpo.

Ya que es un ejercicio donde trabajas principalmente los músculos de las piernas, puedes fortalecerlos, pero sin sobrecargarlos. El ejercicio está principalmente dirigido a los cuádriceps, glúteos, isquiotibiales y a las pantorrillas. Con el ciclismo también consigues trabajar músculos centrales, incluida la espalda y los abdominales.

Esto se debe a que, para mantener tu cuerpo erguido y la bicicleta en su lugar, es necesario hacer fuerza en la parte central del cuerpo. El ciclismo, además, es una buena opción para los principiantes debido a que es sencillo para la mayoría de las personas iniciar a ejercitar de esta manera. Pero, si tienes problemas con el equilibrio, también puedes utilizar una bicicleta estática y obtener también estupendos beneficios.

Por otro lado, mantener tu atención en la carretera, puede ayudarte a aliviar sentimientos de estrés, depresión y ansiedad. Un paseo en bicicleta puede ser un buen momento para relajarte y despejar tu mente en un agradable paseo. Conseguirás aumentar tu nivel de endorfinas mientras fortaleces tu cuerpo.

Otro beneficio es que el ciclismo te ayuda a mejorar el equilibrio, la postura y la coordinación. Esto es muy útil ya que un mejor equilibrio y coordinación reduce el riesgo de caídas y fracturas.

Si tienes osteoartritis o dolor en tus articulaciones el ciclismo es una actividad física conveniente ya que ejerce muy poca presión sobre las articulaciones.

¿Quién no debería hacer ciclismo?

El ciclismo se adapta a todo tipo de condición física. Sin embargo, probablemente las personas con limitaciones sobre la visión o la audición, deberían evitar el ciclismo convencional. En su lugar pueden utilizar la bicicleta estacionaria o una máquina elíptica que puede aportar beneficios similares de salud.

Caminar

No hay nada más natural y económico para ejercitarse que caminar. Después de todo la mayoría lo hace desde que tiene un año de edad. Lo mejor es que caminar ofrece muchos beneficios para la salud de todas las personas que ejercitan de esta manera.

Caminar es tan fácil de incorporar a la rutina diaria que tan solo unos pequeños ajustes son necesarios para ejercitar todos los días sin que te des cuenta. Este ejercicio es tan simple, pero tan poderoso, que incluso las personas que caminan tienen menos riesgo a sufrir diversas enfermedades y, además, tienen menos grasa corporal que las personas que no caminan.

Beneficios para la salud

Aunque es un ejercicio sumamente sencillo y fácil de adaptar a cualquier nivel, caminar te permite quemar calorías. De hecho, puedes quemar más calorías aumentando la velocidad al caminar, recorriendo más distancias o caminando terrenos cuesta arriba.

Caminar ayuda a fortalecer el corazón. Según estudios, basta solo 30 minutos de ejercicio al día 5 días a la semana para obtener la reducción del riesgo de enfermedad coronaria en un 19%. Este riesgo será cada vez menor conforme aumentes la duración o la distancia de tus caminatas.

Otra de las ventajas de caminar, es que ayuda a reducir el nivel de azúcar en la sangre. Este beneficio puede ser más efectivo cuando se realiza caminatas ligeras después de las comidas.

Ahora bien, si te preocupa que caminar pueda ocasionar dolor en tus rodillas, no tienes de qué preocuparte. De hecho, la evidencia señala que caminar ayuda a proteger las articulaciones incluyendo las caderas y, por supuesto, las rodillas.

Esto se debe a que caminar ayuda a fortalecer los músculos encargados de dar soporte a las articulaciones y, como si fuera poco, caminar también ayuda a lubricar las articulaciones.

Caminar no solo previene el daño articular, sino que también ayuda a reducir el dolor de las personas que padecen de artritis.

Como ves, el peor ejercicio para tu cuerpo es no hacer nada. Al igual que la mayoría de los ejercicios, caminar aumenta el nivel de energía y mejora el estado del ánimo, dos aspectos que se ven afectados en el hipotiroidismo.

Lo que ocurre es que cuando caminas haces que el flujo de oxígeno a través del cuerpo aumente mejorando la oxigenación de las células del cuerpo. Además, si tienes problema para dominar tus impulsos de alimentos poco saludables, te tengo buenas noticias.

Caminar ayuda a controlar los antojos. Tan solo una caminata de 15 minutos es suficiente para frenar los antojos de alimentos como el chocolate y los refrigerios azucarados.

Otro beneficio de caminar es que te ayuda a fortalecer y tonificar los músculos de tus piernas. Pero este beneficio es aún mayor cuando caminas en terrenos montañosos o utilizando la cinta de correr de forma inclinada.

Caminar además es una manera eficaz de estimular el pensamiento creativo. Si tienes algún trabajo pendiente del cual no logras avanzar o una planificación que ejecutar, caminar al aire libre puede ayudarte a abrir un flujo libre de ideas.

Básicamente, caminar te ayuda a mejorar tu creatividad. Por esa razón cada se realizan más reuniones a pie con los colegas del trabajo.

¿Quién no debería caminar?

En realidad, las caminatas son uno de los ejercicios más simples y fáciles de realizar. Anteriormente las personas que tenían algún tipo de dolor crónico se les indicaba permanecer sin el menor movimiento posible.

Sin embargo, actualmente se ha descubierto que la mejor manera para manejar el dolor crónico es manteniendo alguna actividad que implique movimiento.

Por otro lado, caminar es una opción versátil de muy bajo impacto que puedes adaptar a tu propia capacidad. Ahora bien, siempre que tengas cualquier tipo de limitación física o impedimento debes hablar con tu médico para consultar si esta es o no una actividad apropiada para ti.

Esta guía es un extraordinario material para animarte a mejorar tu calidad de vida y a detener el avance de la tiroiditis de Hashimoto, pero no reemplaza la opinión particular que tu médico te haya indicado.

Ejercicios de fuerza para la tiroiditis de Hashimoto

Los ejercicios de levantamiento de pesas o aquellos que implican desarrollar la fuerza muscular, son entrenamientos muy efectivos para conseguir una mejora en la calidad de vida. Los entrenamientos de fuerza son efectivos para respaldar la salud ósea.

Además, al hacer ejercicios de fuerza también obtendrás mejores resultados de tus ejercicios aeróbicos y reducirás aún más el riesgo de lesiones. Realizar ejercicios de fuerza no tiene nada que ver con volverse un culturista.

Muchas personas especialmente las mujeres, temen realizar ejercicios de pesas porque temen adquirir una apariencia masculina, pero eso está totalmente lejos de la realidad. Los entrenamientos de fuerza también llamados ejercicios de resistencia, son una actividad física enfocada en mejorar la fuerza de los músculos y el estado físico.

Además, es ideal para esculpir el cuerpo, fortalecer los huesos, beneficiar el corazón, mejorar el equilibrio y ayudarte a perder el peso. Si te interesa bajar de peso y además adquirir una apariencia tonificada y saludable, entonces te interesa hacer ejercicios de pesas.

Algunas personas podrían tener algunas limitaciones cardiopulmonares que limitarían su avance en los ejercicios aeróbicos. En este caso, las pesas son la mejor opción para aliviar los síntomas de la tiroiditis de Hashimoto a través del ejercicio.

De hecho, el entrenamiento de fuerza aumenta tu energía y facilita las actividades diarias. Además, se ha demostrado que también es útil como parte del tratamiento complementario para aliviar los síntomas de la depresión.

También este tipo de entrenamiento contribuye a mejorar la mecánica corporal, con lo cual se obtiene más equilibrio, coordinación y postura evitando el riesgo de caídas y fracturas, especialmente entre los adultos mayores. A continuación, conocerás algunos ejercicios de fuerza que puedes llevar a cabo.

Calistenia

La calistenia es un ejercicio de fuerza en el cual, en lugar de utilizar pesas realizas cada ejercicio con el propio peso de tu cuerpo.

Básicamente no necesitas ningún equipo especial para comenzar a hacer este tipo de ejercicios. Debido que la calistenia se puede hacer sin necesidad de ningún equipo, es conveniente para empezar.

Además, es muy fácil de modificar y adaptar a un nivel más adecuado, aunque necesitarás algo de creatividad, práctica y conciencia corporal para hacer adaptaciones apropiadas. Algunos ejemplos de los ejercicios de calistenia son los siguientes:

- ✓ Lagartijas.
- ✓ Tablones.
- ✓ Abdominales.
- ✓ Estocadas.
- ✓ Dominadas.
- ✓ Saltos de tijeras.

Cada uno de estos ejercicios trabaja músculos diferentes del cuerpo empleando el propio peso corporal para ello. En los ejercicios de calistenia necesitarás utilizar una técnica adecuada y mucha fuerza para trabajar cada parte del cuerpo.

Además, la calistenia puede ser mejor para quemar calorías que los ejercicios de levantamiento de pesas. Esto se debe a que los ejercicios de calistenia implican mayor movilidad.

Puedes adaptar los entrenamientos de calistenia para diseñar entrenamientos más vigorosos como el entrenamiento en intervalos de alta intensidad (HIIT) o entrenamiento en circuito.

Sin embargo, si estás comenzando a entrenar o tus síntomas de hipotiroidismo son intensos, evita hacer ejercicios que impliquen una intensidad elevada. Aunque también puedes realizar calistenia a tu propio ritmo de modo que puedas culminar cada sesión sin problemas.

No obstante, se recomienda que los principiantes solo realicen entre 10 a 12 repeticiones a la vez.

Beneficios para la salud

Los beneficios de la calistenia incluyen también todos los beneficios de salud atribuidos a los ejercicios de fuerza. Los entrenamientos de calistenia desarrollan la fuerza muscular implicando a varios grupos musculares a la vez.

Esto se debe gracias a que muchos de los ejercicios de calistenia incluyen ejercicios compuestos. Esto también implica una mayor pérdida de calorías y grasa corporal por sesión, pero, además, aporta un aspecto esbelto con músculos visiblemente tonificados. La calistenia también mejora la coordinación, el equilibro, la resistencia y la flexibilidad.

Además, ya que no necesitas ningún equipo, puedes hacer ejercicios de calistenia en cualquier momento desde casa. Puedes buscar muy buenos tutoriales e instructivos en línea para que aprendas la técnica correcta y hoy mismo comiences a ponerte en forma y a controlar los síntomas de la tiroiditis de Hashimoto.

Levantamiento de pesas

Los ejercicios que implican levantar pesas u objetos pesados son fundamentales si buscas un desafío para tus músculos y desarrollar aún más masa muscular. Son más efectivos que la calistenia para desarrollar potencial del músculo. De hecho, levantar pesas es más efectivo para desarrollar grupos musculares específicos.

Este grupo de ejercicios incluye aquellos ejercicios que impliquen el uso de pesas libres o pesas de máquinas. Algunos ejemplos de este tipo de entrenamiento son:

    Prensas de banco.

    Prensas de hombro.

    Extensiones de tríceps.

    Flexiones de bíceps.

    Prensas de piernas.

Algunos ejercicios de calistenia pueden combinarse con el uso de pesas para mejorar los beneficios del entrenamiento. Por ejemplo, hacer sentadillas sosteniendo en cada mano una mancuerna del peso preferido.

Beneficios para la salud

Incluye los beneficios de salud atribuidos a los ejercicios de fuerza. Además, es más fácil progresar con los ejercicios de levantamiento de pesa en comparación con la calistenia.

Realmente para progresar solo necesitas tomar un peso mayor al anterior.

Ahora bien, siempre es mejor progresar cuando tu cuerpo te permita hacerlo, es decir, cuando puedas hacer el mismo número de repeticiones con más facilidad.

También puedes progresar haciendo más repeticiones por repetición o retardando la velocidad del movimiento en caso de que no tengas o no desees emplear una mancuerna más pesada.

Otro beneficio de este ejercicio es que puedes aislar los grupos de los músculos específicos para obtener un trabajo mucho más preciso.

Los movimientos de los levantamientos de pesas emplean un solo grupo de músculos primarios el cual trabaja contra toda la resistencia.

Debido a que concentras la carga de trabajo en un solo grupo muscular a la vez, puedes facilitar el aumento de tamaño del grupo muscular específico que desees.

El uso de peso externo al cuerpo facilita la sobrecarga del músculo que se desea trabajar. Esto resulta en unos diminutos desgarros en el músculo que promueven a su reparación. El resultado es que los músculos crecen aún más, es decir, hay mayor hipertrofia y, como resultado mayor fuerza muscular.

Por lo tanto, también podría dar mayor soporte a las articulaciones que rodean los músculos trabajados y aliviar el dolor articular tan común en el hipotiroidismo.

Sin embargo, recuerda que es fundamental realizar entrenamientos equilibrados. No trabajes solo un grupo muscular. Intenta modificar los ejercicios y diseñar planes de entrenamientos que impliquen los músculos tanto de la parte inferior del cuerpo como la parte superior.

Un entrenador certificado será ideal para ayudarte a planificar un plan de entrenamiento ideal para tu nivel y tu condición física.

Recuerda que todo entrenamiento que lleves a cabo debes disfrutarlo y ser consistente y perseverante para disfrutar de los resultados y de una mejor calidad de vida.

Siempre habla con tu médico antes de iniciar cualquier tipo de entrenamiento y detente siempre que notes que algo no anda bien.

Recomendaciones finales

Realizar ejercicios físicos es fundamental no solo para obtener alivio de los síntomas del hipotiroidismo, sino que, además, reducirá tu riesgo a desarrollar otros problemas de salud.

El sedentarismo o la falta de actividad física, se asocia al desarrollo de problemas cardiovasculares, enfermedades metabólicas e incluso a algunos tipos de cáncer.

Un entrenamiento saludable debe implicar 150 minutos a la semana repartidos en 30 minutos cada día. Por supuesto, si deseas hacer más tiempo de ejercicio ¡puedes hacerlo! Sin embargo, lo que no es recomendable hacer es ejercitar el mismo grupo muscular dos días seguidos.

Por ejemplo, si el día lunes haces ejercicios de fuerza de la parte superior del cuerpo, el día martes tendrás que trabajar la parte inferior.

Esto es necesario debido a que los músculos necesitan como mínimo 24 horas para recuperarse completamente y de esta manera facilitar la hipertrofia, es decir, el crecimiento del músculo.

Ahora bien, es recomendable que apartes por lo menos 1 día a la semana para descansar del ejercicio. Aunque es conveniente que este día también te mantengas activo. Algunos ejemplos para mantenerse activos en el día de descanso son la jardinería, pasear al perro, jugar con los nietos, entre otras.

Si tienes problemas para mantenerte en una rutina de ejercicio, prueba con unirte a sesiones grupales de entrenamiento. Es mucho mejor para mantenerse motivado realizar actividades grupales para compartir el progreso y animarse los días que sea necesario.

No te desanimes si al principio sientes que es extenuante o pesado el progreso. Cada día será mucho mejor y cuando comiences a notar que tanto tu salud como tu condición física han mejorado, te darás cuenta que valió cada minuto de entrenamiento.

CAPÍTULO 12. EDUCACIÓN PARA LA TIROIDITIS DE HASHIMOTO

La tiroiditis de Hashimoto se trata de una enfermedad de tipo autoinmune. Ocurre una inflamación crónica de la glándula tiroides, que es ocasionada por un funcionamiento anormal del sistema inmunológico.

Datos de interés:

La tiroiditis de Hashimoto afecta actualmente a 14 millones de personas solo en los Estados Unidos. Se trata de la causa más común de inflamación de la glándula tiroides y es el trastorno más común de la tiroides en el mundo occidental.

Las personas que tienen otras condiciones autoinmunes (como, por ejemplo, la diabetes tipo 1), tienes más riesgo a desarrollar tiroiditis de Hashimoto. Las mujeres tienen 7 veces más riesgo a desarrollar esta enfermedad que los hombres.

El único tratamiento disponible hasta el momento para tratar la tiroiditis de Hashimoto es el uso de terapia de reemplazo de la hormona tiroidea. Las personas con tiroiditis de Hashimoto tienen mayor riesgo a desarrollar otras enfermedades de tipo autoinmune.

Por cada 1000 americanos al menos 130 personas tienen hipotiroidismo subclínico y al menos 8 tienen hipotiroidismo. La tiroiditis de Hashimoto es la causa más común de hipotiroidismo en los países occidentales.

Consejos y recomendaciones generales para prevenir la tiroiditis de Hashimoto o retrasar sus complicaciones

Actualmente, no se comprende completamente el por qué el sistema inmunológico comienza a atacar tejidos sanos del cuerpo en lugar de cumplir su función de protegerlos. Por esta razón, la tiroiditis de Hashimoto no puede ser prevenida satisfactoriamente ya que es, francamente inesperada.

Sin embargo, sí es posible reconocer los síntomas de la enfermedad antes de su avance. De esta manera puede prevenirse su progresión y puede ser posible evitar complicaciones mayores. Ahora bien, aunque no es posible realizar una prevención adecuada del inicio de la enfermedad, es importante recordar que esta enfermedad es muy tratable.

También, es buena idea reconocer los factores de riesgo y, en función a estos puede realizarse mayor vigilancia de los síntomas en personas con más probabilidades a desarrollar esta enfermedad.

Factores de riesgo y qué hacer

Tener algún trastorno autoinmune

El principal factor de riesgo de la tiroiditis de Hashimoto es tener alguna enfermedad del sistema inmunológico. Es decir, en donde las propias células del sistema inmune comenzaron a atacar a algún órgano sano.

Un trastorno autoinmune indica que el sistema de defensa del cuerpo no está funcionando de manera adecuada y, por lo tanto, hay mayor riesgo a desarrollar cualquier otro tipo de trastorno autoinmune.

En otras palabras, una persona con una enfermedad autoinmune tiene más riesgo a desarrollar tiroiditis de Hashimoto que una persona sin trastornos autoinmunitarios.

Una manera de realizar una prevención en este caso es vigilar los síntomas del hipotiroidismo como fatiga, lentitud, estreñimiento, mayor sensibilidad al frío, pérdida de cabello, entre otras. Una vez detectados estos síntomas, es momento de ir con el médico por un chequeo.

También, es conveniente realizarte un chequeo de vez en cuando si tienes algún tipo de condición autoinmune. Recordemos que la tiroiditis de Hashimoto tiene un inicio lento y progresivo, de modo que puedes tener hipotiroidismo clínico durante semanas o meses antes de que se manifieste la enfermedad.

Un chequeo anual de las hormonas tiroideas puede ser conveniente, aunque no presentes síntomas. Algunos ejemplos de enfermedades autoinmunes son: la enfermedad de Addison, el lupus, la artritis reumatoide, la diabetes tipo 1, la miastenia gravis.

Deficiencias nutricionales

Las deficiencias nutricionales solo suponen un riesgo para aquellas personas que tengan la susceptibilidad genética a desarrollar tiroiditis de Hashimoto. Sin embargo, la investigación sugiere que los factores asociados al estilo de vida pueden incrementar o reducir el riesgo a que se presente la enfermedad. Es decir, si una persona tiene algún padre con tiroiditis de Hashimoto, esta persona tiene más riesgo de presentar la enfermedad debido a deficiencias nutricionales.

De hecho, ciertos nutrientes pueden ser útiles para retardar o prevenir la aparición de las enfermedades tiroideas autoinmunes en estas personas que tienen mayor susceptibilidad genética. Estos mismos nutrientes pueden ser útiles además para aliviar los síntomas de hipotiroidismo una vez manifiesta la enfermedad.

La vitamina D, el zinc y el selenio son nutrientes clave que afectan la salud y el funcionamiento de la glándula tiroides. Esto lo pueden hacer de dos maneras. La primera se debe a la epigenética, que es una expresión cambiante de los genes afectados debido a los factores asociados al estilo de vida, es decir, la dieta, el ejercicio o el manejo del estrés. La segunda manera es a través de las vías inflamatorias del cuerpo las cuales pueden incrementar los síntomas. Esto quiere decir que podemos esforzarnos para mantener un estilo de vida rico en alimentos nutritivos y balanceados.

Los alimentos deben ser capaces de cubrir los requerimientos nutricionales del cuerpo y, además, prevenir o retardar la aparición o el avance de la tiroiditis de Hashimoto.

Vitamina D

Esta vitamina contribuye a la modulación y a la expresión de las células inmunes. Es decir, que puede mantener una respuesta inmunitaria equilibrada y además, reducir el desarrollo de marcadores proinflamatorios.

También, los estudios indican que la vitamina D puede reducir la expresión de anticuerpos autoinmunes y, además, reduce la respuesta inflamatoria del cuerpo. La vitamina D también tiene un importante papel en la respuesta inflamatoria del cuerpo ya que puede promover o estimular la expresión de citocinas antiinflamatorias. El resultado es que pueden reducirse los signos y síntomas de la tiroiditis de Hashimoto.

Para mantener buenos niveles de vitamina D en el cuerpo y aprovechar estos recursos preventivos, es posible obtenerla de la siguiente forma:

Exponer la piel a los rayos del sol por lo menos 10 a 20 minutos al día. Preferiblemente en horarios donde la radiación solar no sea tan intensa. Esto puede ser antes de las 9 de la mañana o después de las 4 de la tarde. Come alimentos ricos en vitamina D. Por ejemplo, los pescados grasos como el salmón, las sardinas o el atún. También hay buena cantidad de vitamina D en las yemas de huevos.

Toma suplementos de vitamina D. Los suplementos están indicados principalmente cuando existen deficiencias nutricionales. Sin embargo, a medida que envejece nuestro cuerpo, también se reduce la capacidad de sintetizar vitamina D de los rayos del sol.

Es una de las razones por las que al menos el 40% de los adultos estadounidenses tienen deficiencias de vitamina D.

Habla con tu médico para conocer la dosis recomendada para ti para realizar una apropiada prevención.

Zinc

Al igual que la vitamina D, el zinc desempeña funciones en el sistema inmunológico necesarias para mantener su equilibrio. El zinc también puede actuar para bloquear los linfocitos Th17, los cuales confieren susceptibilidad a las enfermedades de tipo autoinmune.

Además, el zinc reduce el estrés oxidativo y disminuye los niveles de inflamación del cuerpo ayudando a retrasar el avance de la tiroiditis autoinmune. Puedes obtener suficiente zinc a través de la dieta comiendo alimentos de manera balanceada.

Algunas fuentes alimenticias ricas en zinc son: Lácteos, Mariscos, Carne, Huevos, Legumbres, Semillas y nueces, Col rizada, Guisantes, Carne, Espárragos, Cereales integrales.

También puedes obtener zinc a través de suplementos nutricionales especialmente si presentas algún síntoma que te haga sospechar de deficiencia de zinc.

Los síntomas asociados a la deficiencia de zinc son: diarrea, piel seca, inmunidad reducida, alteraciones en el estado de ánimo, disminución del apetito y adelgazamiento del cabello.

Habla con tu médico si crees que puedas estar teniendo deficiencia de zinc.

Selenio

Se trata del único oligoelemento que es especificado en el código genético. Además, suele encontrarse en grandes concentraciones en la tiroides. Este mineral interviene en la conversión de la tiroxina (T4) en triyodotironina (T3).

Esto podría indicar que el selenio forma parte de un nutriente importante para la salud tiroidea y, es posible que, al mantenerlo en sus niveles adecuados en sangre, pueda retrasar la aparición o el avance de la tiroiditis de Hashimoto.

De hecho, un estudio francés señaló que la suplementación con selenito durante 12 meses podría ser útil para proteger a la glándula tiroides de procesos autoinmunes.

Los síntomas asociados a la deficiencia de selenio son la niebla mental, la fatiga, pérdida de cabello y la debilidad muscular. Puedes obtener mayores cantidades de selenio a través de alimentos como el arroz, los frijoles, el pan integral y las nueces de Brasil.

Si te preocupan los niveles de selenio en tu dieta, puedes también incluir suplementos de selenio como parte de tu prevención de salud.

No olvides que un estilo de vida saludable siempre marcará la diferencia no solo en el proceso prevención de enfermedades sino también mejorarán tu calidad de vida permitiendo que disfrutes más cada uno de tus días.

Consulta con tu médico siempre que tengas dudas o sospeches que puedas estar presentando algún proceso de salud inusual.

Tiroiditis de Hashimoto

SECCIÓN 3. LA OPINIÓN DEL EXPERTO

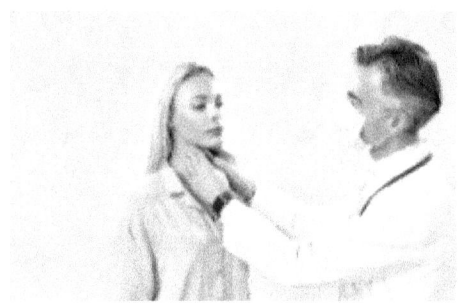

En la tercera sección de este libro, **el autor, Mario Vega Carbó, médico endocrinólogo**, presenta una sección de preguntas-respuestas, en formato de entrevistas, destinada a responder las principales dudas de su público en relación a la Tiroiditis de Hashimoto y las alternativas saludables para combatirla a través de la alimentación y los preparados naturales.

Parte 1. Alimentos y suplementos que ayudan a detener el avance de la tiroiditis crónica de Hashimoto

La tiroiditis crónica o enfermedad de Hashimoto es un trastorno causado por una reacción del sistema inmunitario contra la glándula tiroides. Por lo general la misma provoca una disminución de la función tiroidea, lo que deriva en hipotiroidismo.

Esta dolencia afecta principalmente a mujeres de mediana edad, aunque también puede presentarse en hombres y niños. La misma se desarrolla en forma lenta y puede pasar un largo tiempo hasta ser detectada. La terapia con reemplazo hormonal suele dar buenos resultados en estos pacientes. Además el consumo de ciertos alimentos y suplementos minerales y vitamínicos puede ayudar en su tratamiento.

Para hablar sobre este tema entrevistamos al Dr. Mario Vega Carbó, especialista en endocrinología, nutrición y medicina familiar, quién en la actualidad se desempeña como endocrinólogo en el Centro Médico Santa Fe y en el Consultorio Vega & Vado de Managua, Nicaragua.

-¿Qué pautas nutricionales se recomiendan para personas con tiroiditis crónica de Hashimoto?

A los pacientes que tienen esta enfermedad se les aconseja reforzar el consumo de alimentos con yodo, zinc y selenio, que ayudan al buen funcionamiento de la glándula tiroides y del sistema inmunitario.

Los pescados, las algas, las langostas, el atún, la pechuga de pavo, las sardinas, los mariscos, el pan, los huevos, la leche de vaca, el yogurt, los alimentos vegetales, las semillas de marañón, las nueces, las carnes rojas, el ajo, la levadura, los granos enteros y la sal de mesa yodada son buenas fuentes de estos minerales.

-¿Qué otros alimentos se aconsejan para estos casos?

Gran parte de las células del sistema inmunitario se encuentran en los intestinos, por lo que se cree que mejorando su funcionamiento también se optimizan las defensas y su desempeño.

Para fortalecerlo es importante que estos pacientes también consuman frutas y verduras variadas, carbohidratos altos en fibra como los granos integrales y las legumbres, proteínas magras como pavo, pollo, tofu y frutos secos, cereales y grasas saludables como el salmón, las semillas de chía o de linaza, el aceite de oliva virgen o extra virgen, los aguacates y las paltas. Además, se les recomienda que beban agua como principal fuente de hidratación.

¿Qué alimentos deben evitar las personas con esta enfermedad?

A estos pacientes se les aconseja reducir el consumo de alimentos ultraprocesados, fritos o muy ricos en grasas y bebidas azucaradas, que podrían estimular la inflamación.

También deben evitar los aceites vegetales de semilla, los carbohidratos refinados (harinas, pan y pasta), las margarinas, la manteca, los zumos industriales, los productos envasados con aditivos y el alcohol.

Además se les recomienda consumir con precaución las verduras crucíferas y las frutas que incluyen goitrógenos, una sustancia que bloquea la absorción y la utilización del yodo, frena la actividad de la tiroides y favorece el desarrollo de bocio.

Entre estos alimentos se encuentran el brócoli, las coles de Bruselas, el mijo, la mostaza, el repollo, la coliflor, los rábanos, la col rizada, los melocotones, los cacahuates, el nabo, las almendras, los arándanos, las fresas y los berros.

En estos casos lo importante es no comerlos crudos, por lo cual hay que cocinarlos previamente para reducir el efecto goitrógeno, y consumirlos al menos 4 horas antes o después de tomar la medicación para esta enfermedad.

-¿Qué otros alimentos pueden interferir en la correcta absorción de la Levotiroxina?

La soja y los alimentos y suplementos que la contienen, el café, ciertos alimentos enriquecidos con fibra dietética y algunos medicamentos pueden disminuir la cantidad de hormona absorbida por el cuerpo.

Por ello se aconseja tomar Levotiroxina con el estómago vacío, media hora antes del desayuno, y evitar hacerlo al mismo tiempo que se consumen nueces, harina de soja o de semillas de algodón, suplementos que contengan hierro o calcio, antiácidos con aluminio, magnesio o calcio y otros fármacos.

-¿Existe algún tipo de dieta especial para los pacientes con tiroiditis crónica?

No existe una dieta especial para esta enfermedad pero se ha comprobado que la alimentación libre de gluten tiene efectos positivos sobre los pacientes que la padecen, sean o no celíacos, y mejora el funcionamiento de la tiroides

Por otro lado, un alto porcentaje de las personas con Hashimoto también padecen intolerancia a la lactosa, por lo que un plan nutricional sin esta azúcar que se encuentra en la leche y otros lácteos puede ayudar a la glándula, evitar los problemas digestivos y favorecer una mejor absorción de los medicamentos.

-¿Cómo es una dieta sin gluten?

Se trata de un tipo de alimentación que excluye esta proteína presente en el trigo, la cebada y el centeno, y que también puede encontrarse en vitaminas, suplementos, productos para el cabello y la piel, dentífricos y lápices labiales.

-¿Qué alimentos están permitidos y cuáles no en esta dieta?

Entre los que se pueden consumir sin problemas están las frutas y los vegetales, los frijoles, las semillas y los frutos secos en su forma natural, sin procesar; los huevos; la carne fresca de ternera o de cerdo, las aves de corral, el pescado y los mariscos; y la mayoría de los productos lácteos con bajo contenido de grasa.

Por el contrario, se deben evitar todos los alimentos y bebidas que contengan trigo, cebada, centeno, triticale y, en algunos casos, avena.

Además, salvo que se indiquen que están libres de gluten, tampoco se recomiendan la cerveza; el pan; los embutidos; los patés; los quesos fundidos, rallados o de untar; los pasteles y las tartas; los caramelos; los cereales; las hostias de comunión; las galletas dulces; las patatas fritas; la malta; las pastas; los hotdog y las conservas de carne y de pescado; las salsas; el chocolate y el cacao; los helados; los aderezos para ensaladas; las mezclas de arroz sazonado; las sopas o caldos y las aves adobadas con aceites o grasas.

-¿Cómo se puede saber si un alimento o bebida tiene gluten?

Cuando se compran alimentos procesados se debe leer las etiquetas de los productos con atención, ya que allí está indicado si los mismos contienen trigo, cebada, centeno o triticale, algún ingrediente derivado o si fueron procesados con ellos.

-¿Qué beneficios tiene esta dieta para las personas no celíacas?

Si bien algunas personas afirman que esta dieta puede mejorar la salud general, ayudar a adelgazar y aumentar la energía y el desempeño atlético, de momento no hay suficiente evidencia médica ni científica para confirmarlo.

-¿Qué riegos puede traer este tipo de alimentación?

Muchos de los alimentos que contienen gluten proporcionan vitaminas importantes y otros nutrientes, como hierro, calcio y fibra que deben ser reemplazos por otros. Por el contrario, muchos de los que no tienen esta proteína tienen mayor contenido de grasa y azúcar, por lo que se deben escoger alternativas saludables.

-¿En qué consiste una dieta sin lactosa?

Este tipo de alimentación excluye este azúcar que está presente en la leche, la mantequilla, la nata, el queso, los yogures, los helados el flan el arroz con leche, el mousse y el chocolate con leche.

Además, otros productos que podrían contener lactosa son la margarina, las cremas, las sopas, los purés, el pan, los embutidos, los platos precocinados, las frituras de carne, los aderezos de ensaladas, los pasteles y tartas, los cereales enriquecidos, las galletas, los sucedáneos del chocolate, las bebidas alcohólicas, la pasta de dientes, los suplementos vitamínicos y algunos medicamentos.

-¿Qué alimentos están permitidos en esta dieta?

Entre los alimentos libres de lactosa están las frutas naturales, los frutos secos, los pescados y mariscos, los cereales, los huevos, la miel, la mermelada, las patatas, el arroz, las pastas, las verduras, las legumbres, las carnes blancas y rojas, y las bebidas de coco y avena.

-¿En esta dieta se pueden incluir la leche y los productos adaptados sin lactosa?

Sí, las leches y productos adaptados sin lactosa, como quesos, natas, mantequillas, yogures y flanes, se pueden consumir sin problemas. A estos alimentos se les agrega lactasa de forma artificial, lo que genera que ya no contenga más lactosa, sino glucosa y galactosa, que son azúcares que el organismo puede digerir sin inconvenientes.

Estos productos mantienen todos los nutrientes del alimento original, por lo que son muy recomendables para las personas con intolerancia a esta sustancia.

-¿Cuáles son las precauciones que se deben tomar en esta dieta?

Si se decide eliminar los productos lácteos por completo es importante buscar alimentos alternativos que sean ricos en los mismos nutrientes -calcio, vitamina D, riboflavina y otras proteínas- para evitar deficiencias.

El calcio, por ejemplo, se puede obtener de sardinas y salmón enlatado camarones, verduras de color verde oscuro, naranjas, higos, tofu, almendras, nueces brasileñas semillas de girasol y frijoles blancos.

De ser necesario se pueden tomar suplementos de calcio con vitamina D, que es un regulador del sistema inmunológico y su falta está asociada con la enfermedad de Hashimoto.

-¿Cómo se puede obtener vitamina D?

Esta puede obtenerse de 2 maneras: mediante la exposición a la luz solar o consumiendo alimentos que la contengan. Entre estos últimos están la leche, los huevos, los pescados grasos (salmón, atún, caballa), el aceite de bacalao, las ostras, el caviar, el hígado vacuno, los cereales, el pan, el jugo de naranja y otros alimentos fortificados.

Sin embargo, algunas personas tienen inconvenientes para absorber esta vitamina. Esto pude ser consecuencia de distintas afecciones como la celiaquía; las enfermedades intestinales, cardíacas o inmunológicas; la artritis; la tuberculosis; algunos tipos de cáncer o problemas renales.

-¿Qué otros suplementos se recomiendan para las personas con tiroiditis crónica?

Si no alcanzan las dosis diarias recomendadas de los nutrientes ya mencionados, a estos pacientes se les pueden indicar suplementos que contengan yodo, selenio, zinc, hierro y otras vitaminas.

Además algunos estudios evidencian que el mioinositol, un nutriente del complejo de la vitamina B, ayuda a mejorar la función tiroidea en personas con enfermedad de Hashimoto al hacer que las células que producen hormonas sean más eficientes y rápidas en la construcción de T4. La dosis utilizada es de 600 mg por día y se la suele combinar con 83 mcg de selenio para mejores resultados.

Por otro lado, la tiroiditis crónica puede afectar al intestino y a su microbiota, que cumple funciones defensivas y nutricionales muy importantes para nuestro organismo. En esos casos se pueden recetar probióticos o prebióticos, o una combinación de ambos, para estimular al sistema inmune, aumentar las defensas y combatir alergias e infecciones.

-Por último, ¿existen riesgos al consumir estos suplementos?

Sí, hay determinados productos que poseen ingredientes activos que pueden generan ciertos efectos perjudiciales en el organismo y causar interacciones con otros medicamentos. Por eso solo se aconseja su uso bajo prescripción y control médico, ya que no todos los pacientes necesitan los mismos suplementos ni las mismas dosis.

Parte 2. Jugos naturales para personas con la enfermedad de Hashimoto

La tiroiditis crónica o enfermedad de Hashimoto puede presentarse en cualquier persona de cualquier edad. Sin embargo es más frecuente en mujeres de mediana edad. Además, los que tienen afecciones inmunitarias o familiares con antecedentes de problemas en la tiroides y los expuestos a niveles altos de radiación son más propensos a padecerla.

Si esta dolencia no se trata puede provocar bocio, nódulos tiroideos, problemas de corazón, depresión, reducción de la libido y mixedema. En raras ocasiones también puede desarrollar linfoma o cáncer de la tiroides.

Junto con la terapia convencional, el consumo de jugos naturales podría ayudar a controlar sus síntomas. Para conocer más sobre este tema entrevistamos a Mario Vega Carbó, especialista en endocrinología, nutrición y medicina familiar, quién en la actualidad se desempeña como endocrinólogo en el Centro Médico Santa Fe y en el Consultorio Vega & Vado.

-Doctor, ¿cómo la jugoterapia puede ayudar a los pacientes con la enfermedad de Hashimoto?

La jugoterapia busca prevenir y curar determinadas enfermedades que son causadas por deficiencias alimentarias mediante el consumo de jugos elaborados con frutas y verduras, reconocidas por su alta calidad nutricional.

En este caso puntual pueden aportar proteínas, minerales, vitaminas y fibras que contribuyan al buen funcionamiento de la tiroides y del sistema inmunitario, como yodo, selenio, zinc, hierro y vitaminas B y D.

Además, pueden ayudar a tratar algunos de los principales síntomas de la enfermedad como estreñimiento, dificultad para concentrarse, cansancio, pérdida de cabello, uñas quebradizas, dolor en las articulaciones y debilidad muscular.

-¿Qué jugos naturales se recomiendan para los pacientes con tiroiditis crónica?

Entre los más utilizados se encuentran el jugo de limón, jengibre y menta; el jugo de perejil, morrones y ajo; el batido de papaya, aguacate y avena; el juego de remolacha, zanahoria y ajo; el jugo de naranja, pera y semillas de lino; el jugo de espinacas, apio y piña; el jugo verde con espirulina; el batido de moras, mango y guayaba; el batido de banana y nueces; y el jugo de cereza.

-¿Cómo se prepara el jugo de limón, jengibre y menta?

Esta bebida necesita 2 limones, 2 ramas de menta fresca, un poco de jengibre y 500 ml de agua. Primero se exprimen los limones, después se ralla una rodaja de jengibre y el resultado se coloca junto con las hojas de menta y el agua en una licuadora. Hay que mezclar hasta que todo quede bien triturado.

Este jugo aporta vitamina C y fortalece al sistema inmunitario. Además el jengibre cuenta con zinc que ayuda al buen funcionamiento de la tiroides, mientras que la menta posee hierro y calcio, 2 nutrientes muy importantes para el organismo.

-¿Cómo se elabora el jugo de perejil, morrones y ajo?

Este se hace con 2 dientes de ajo, un manojo de perejil, 2 morrones de cualquier color y 2 cebollas. Hay que colocar todos los ingredientes en la licuadora con un poco de agua y 2 hielos para que quede bien fresco.

Esta bebida ayuda a fortalecer al sistema inmunológico y a tratar la ansiedad. El ajo contiene selenio, que es bueno para la tiroides, además de vitamina C, proteínas, minerales y fibras, mientras que el perejil es rico en hierro y combate la fatiga típica de esta enfermedad. Lo ideal es consumirlo en días alternados.

-¿Cómo se elabora el batido de papaya, aguacate y avena?

Este se prepara con 2 cucharadas de avena, una nuez de Brasil, 150 gramos de papaya, 2 cucharadas de aguacate y un yogurt desnatado. Los ingredientes se colocan en la licuadora y se mezclan hasta obtener una bebida homogénea.

Este batido fortalece al sistema inmune y aporta zinc, selenio, vitamina C, grasas de buena calidad y otros nutrientes que ayudan al buen funcionamiento de la glándula. Se recomienda beberlo 2 o 3 veces por semana.

-¿Y el de remolacha, zanahoria y ajo?

Para este hacen falta media taza de remolacha picada, 1 diente de ajo, 2 zanahorias y un vaso de agua. Para prepararlo solo basta lavar y trozar las verduras y licuarlas con el agua.

Este jugo también ayuda a fortalecer el sistema inmunológico, ya que es rico en beta caroteno, vitamina C y hierro. Además la zanahoria vigoriza la mente al contar con potasio y fósforo, aporta yodo para el buen funcionamiento de la tiroides y combate las uñas y el pelo quebradizos, signos habituales de la enfermedad de Hashimoto.

-¿Para qué sirve el jugo de naranja, pera y semillas de lino?

Esta bebida se utiliza para combatir el estreñimiento, otro de los síntomas más comunes de esta dolencia. Además las semillas de lino aportan fibra y Omega 3 y fortalecen el pelo y las uñas.

Para elaborarla se necesitan 3 naranjas, 2 peras y 2 cucharas de semillas de lino. Primero se exprimen las naranjas y se trocean y retiran las semillas de las peras. Luego todos los ingredientes se colocan en la licuadora para su mezcla. Lo ideal es tomarla 2 veces por semana.

-¿Y el jugo de espinacas, apio y piña?

Este se realiza con media piña, 5 hojas de espinaca y 4 ramas de apio. Los ingredientes se lavan bien, la fruta se pela y todo se coloca en la licuadora para su mezcla. Se recomienda beberlo en ayunas por las mañanas, durante una semana.

Las espinacas son fuente de fibra y hierro y favorecen la absorción de yodo en el cuerpo, mientras que la piña es un antioxidante que aporta yodo y vitamina C. Además esta bebida también ayuda a combatir el estreñimiento.

-¿Qué necesita el jugo verde con espirulina?

Este se prepara con el jugo de un limón, una cucharadita de espirulina y 250 ml de agua. Los ingredientes se colocan en la licuadora para su mezcla y listo.

La espirulina contiene yodo y es fuente de vitaminas, minerales, antioxidantes y proteínas.

-¿Y el batido de moras, mango y guayaba?

Este se elabora con 10 moras de color oscuro, un mango, 4 guayabas y una taza de yogurt natural. Primero se saca la cáscara del mango y se lo pica junto a las guayabas. Luego los ingredientes se colocan en la licuadora para su mezcla. Hay que beberlo apenas hecho por las mañanas, durante 7 días.

Este batido aporta vitamina C, es antioxidante, antinflamatorio y ayuda a bajar de peso. Además las moras y el mango contienen yodo y otros nutrientes esenciales para el buen funcionamiento de la tiroides.

-¿Cómo se elabora el batido de banana y nueces?

Para hacerlo se necesitan 25 gramos de nueces, una banana, 200 ml de leche y una pisca de canela en polvo. Todos los ingredientes se colocan en la licuadora, donde se bate hasta que quede sin grumos.

La nuez es una fuente importante de selenio, yodo y zinc y contiene ácidos grasos Omega-3. La banana, por su parte, combate el estreñimiento y ayuda a proteger al sistema inmune al aportar potasio, magnesio y vitaminas C y B6.

-*¿Para qué sirve el jugo de cereza?*

Este jugo es bueno para calmar el dolor muscular, que es otro de los signos habituales de la tiroiditis crónica. También ayuda a reducir la inflamación y a combatir el estreñimiento. Para prepararlo basta licuar media taza de estas frutas con un vaso de agua.

-*¿Si bebo estos jugos naturales con regularidad no preciso tomar Levotiroxina?*

No, los jugos naturales pueden ayudar como un elemento más dentro del tratamiento, pero estos pacientes solo deben dejar de usar los medicamentos tras la consulta y con el aval de sus médicos. En la mayoría de los casos de hipotiroidismo la Levotiroxina debe utilizarse de por vida.

-*¿Qué consejo le daría a una persona que practica la jugoterapia?*

Le diría que estas bebidas no suplantan a una alimentación balanceada, ya que no cuentan con la cantidad de grasas, proteínas y micronutrientes esenciales que necesita el organismo. Lo ideal es ingerirlas de forma moderada, como máximo unos 250 ml por día, y dentro de una dieta equilibrada y saludable.

Además, les recordaría que comer las frutas enteras ofrece una mejor nutrición, al aportar más fibras y una mayor sensación de saciedad.

Parte 3. Remedios naturales que ayudan a tratar la Tiroiditis crónica de Hashimoto

La enfermedad de Hashimoto es ocasionada por una reacción del sistema inmunitario, en el cual anticuerpos dirigidos contra la tiroides llevan a una inflamación de la glándula. No se sabe con certeza por qué esto ocurre, pero se cree que está relacionado con un virus, una bacteria o una falla genética. El daño crónico que provoca esta dolencia suele generar una disminución de los niveles de hormona tiroidea en la sangre.

Por otro lado, en algunos pocos casos esta afección puede estar relacionada con otros trastornos endocrinos, como la insuficiencia suprarrenal y la diabetes tipo 1. Junto con la terapia de reemplazo hormonal con Levotiroxina, el uso de remedios naturales y plantas medicinales también podría ayudar a tratarla.

Para conocer más sobre este tema consultamos al Dr. Mario Vega Carbó, especialista en endocrinología, nutrición y medicina familiar, quién en la actualidad se desempeña en el Centro Médico Santa Fe y en el Consultorio Vega & Vado.

-¿Cuáles son los principales síntomas de la tiroiditis crónica?

Los pacientes con enfermedad de Hashimoto suelen presentar estreñimiento, dificultad para concentrarse, piel pálida y seca, hinchazón en la parte frontal de la garganta, fatiga, pérdida de cabello, uñas quebradizas, menstruación irregular, mayor sensibilidad al frío, aumento del tamaño de la lengua y de peso, depresión, dolor en las articulaciones y debilidad muscular.

-¿Cuál es el tratamiento para esta dolencia?

En caso de que el paciente presente hipotiroidismo, el mismo se trata con Levotiroxina, una píldora que contiene la hormona tiroidea sintética. Si no existe deficiencia hormonal y la glándula funciona con normalidad, solo se debe monitorear su evolución.

-¿Es seguro utilizar los extractos naturales que contienen la hormona tiroidea derivada de las glándulas tiroides de los cerdos?

Estos extractos naturales que se utilizan en la medicina alternativa contienen tanto Levotiroxina como triyodotironina (T3) y existen ciertas inquietudes respecto a uso, ya que el equilibrio de T4 y T3 en los animales no es igual al de los humanos. Además la cantidad exacta de estas hormonas en cada lote pueden variar, lo que genera niveles impredecibles en la sangre.

-¿Qué remedios y plantas naturales se utilizan para ayudar a los pacientes con la enfermedad de Hashimoto?

Entre las más utilizadas se encuentran la curcumina, el *Fucus vesiculosus*, la espirulina, el sargazo vesiculoso, el ginseng coreano, el extracto de propóleo, la centella asiática, la equinacea, la genciana, la ortiga y la ashwagandha.

-¿Para qué sirve la curcumina en estos casos?

Se cree que la curcumina, un ingrediente activo de la planta cúrcuma, protege a la tiroides contra el daño oxidativo. Además, cuando se consume con compuestos antiinflamatorios, podría ayudar a reducir el tamaño de los nódulos tiroides que son comunes en la enfermedad de Hashimoto. En tanto, cuando se combina con pimienta negra aumenta sus propiedades y ayuda a fortalecer el sistema inmunitario. En general se utiliza en dosis de 400 a 1.000 mg al día, después de las comidas.

-¿Y el Fucus vesiculosus?

Esta alga marina se emplea para tratar problemas relacionados con la tiroides y la obesidad. La misma contiene grandes cantidades de yodo, que ayuda en la producción de las hormonas tiroideas y el buen funcionamiento de la glándula. Además contiene vitaminas B y C, y tirosina, un aminoácido que interviene en la formación de muchas hormonas.

El *Fucus vesiculosus* se comercializa en forma de cápsulas y también puede beberse como té. Sin embargo su uso solo se aconseja con el consentimiento y seguimiento médico, ya que un consumo excesivo puede empeorar las dolencias tiroideas o causar una gran disminución de los niveles de estas hormonas cuando se ingiere junto con medicamentos para tratar la tiroides hiperactiva.

-¿Para qué se utiliza la espirulina?

La espirulina es otro tipo de alga, de color verde-azul, muy utilizado por ser fuente de vitaminas, minerales, antioxidantes y proteínas. También contiene yodo y se cree que podría colaborar con el correcto funcionamiento de la tiroides y del sistema inmunitario y tener efectos beneficiosos en la hinchazón, aunque de momento no hay evidencia científica que lo avale.

Como efecto secundario su uso puede disminuir la cantidad de hierro que el organismo absorbe de los alimentos.

-¿Y el sargazo vesiculoso?

Es otra alga de color parduzco que se emplea para problemas en la tiroides. Sin embargo tampoco hay estudios determinantes que confirmen su eficacia y, debido a su alto contenido de yodo, su uso debe realizarse con precaución.

-¿Para qué sirve el ginseng coreano?

Esta planta se utiliza para tratar los problemas metabólicos causados por el mal funcionamiento de la tiroides y para mejorar la resistencia al estrés físico y mental. También ayuda a combatir algunos de los síntomas del hipotiroidismo, como el cansancio y la dificultad para concentrarse.

Se vende en cápsulas y en polvo para hacer té. En la elaboración de este último se utiliza 1 cuchara (5 gramos) cada 250 ml de agua (una taza).

-¿Y la centella asiática?

Esta planta herbácea se emplea para la curación de heridas y para la protección de la capacidad neuronal. En los pacientes con hipotiroidismo puede ser útil para mejorar la atención y la concentración, y reducir la fatiga y el cansancio.

Para prepararla como infusión basta colocar agua en el fuego y, cuando hierve, agregar las hojas, dejar reposar por unos 5 minutos, colarlas y listo.

-¿Qué beneficios ofrece la genciana?

De esta planta se utilizan sus raíces para fines medicinales. La misma favorece el funcionamiento del sistema inmunológico y refuerza las defensas, y se cree que también tiene un efecto estimulante sobre la tiroides. Su té también se prepara con 5 gramos de genciana por cada taza de agua.

-¿Y la equinácea?

Esta planta se utiliza para combatir afecciones respiratorias como la gripe y el resfrío. También se cree que puede estimular la función del sistema inmunitario, lo que ayudaría a los pacientes con la enfermedad de Hashimoto, y mejorar la salud de los pacientes con tiroiditis e hipotiroidismo.

Para preparar su infusión basta agregar 5 gramos de equinácea en una taza de 250 ml con agua hirviendo, dejar reposar por 10 minutos y colar. Además se vende en cápsulas cuya dosis suele variar entre 900 y 1.500 mg al día.

-¿Para qué se usa la ortiga?

Esta planta se utiliza para tratar problemas digestivos y la anemia al contener vitaminas, flavonoides, antioxidantes y minerales. Además ayuda a regular el metabolismo y el equilibrio de la tiroides gracias a su alto contenido de yodo, y disminuye la sensación de cansancio y debilidad física.

Se vende en extractos, aceites y comprimidos y la ortiga seca se puede beber en infusión, mezclando 5 gramos en 250 ml de agua. Como máximo se recomienda beber 3 tazas a lo largo del día. Por su parte, el polvo puede mezclarse en un vaso de agua o de yogurt.

-¿Y la ashwagandha?

De este arbusto se emplean la raíz y las semillas para hacer medicamentos. En general se la utiliza para tratar el estrés. En los pacientes con enfermedad de Hashimoto su consumo parece disminuir los niveles de la hormona estimulante de la tiroides y aumentar los de la hormona tiroidea. Sin embargo la evidencia científica aún es muy escasa.

Su uso por vía oral se considera seguro cuando se realiza por un máximo de 3 meses, ya que no se conocen sus efectos a largo plazo. En la mayoría de los casos se emplean 250 mg de ashwagandha después de las comidas. En dosis altas puede causar diarrea y dolor estomacal.

-¿Cómo ayuda a estos pacientes el extracto de propóleo?

El propóleo es un material generado por las abejas que se obtiene de los brotes del álamo y otros árboles. Se cree que su extracto estimula a las células del sistema inmune, además de ser eficaz para tratar la diabetes y la hinchazón. Como efectos secundarios puede causar reacciones alérgicas y aumentar el tiempo que tarda en producirse la coagulación.

-¿Son realmente efectivos estos remedios naturales para combatir la enfermedad de Hashimoto?

De momento no hay investigaciones científicas concluyentes que respalden su eficacia para tratar la tiroiditis crónica y aún hacen falta más estudios a largo plazo para comprender sus efectos sobre la salud.

Sin embargo, hay indicios que indican que sí pueden ayudar dentro de un tratamiento global contra esta dolencia. No obstante, es importante siempre consultar a un médico especialista antes de comenzar a tomar cualquier producto.

-¿Si consumen estas hierbas naturales los pacientes no precisan tomar Levotiroxina?

No, los remedios naturales pueden ayudar como un elemento más dentro del tratamiento, pero estos pacientes solo deben dejar de usar los medicamentos para el hipotiroidismo tras la consulta y con el aval de sus médicos.

Es importante que las personas entiendan que la Levotiroxina controla la enfermedad pero no la cura. Por ello deben continuar tomándola incluso cuando se sientan bien.

-Por último, ¿es seguro utilizar estos remedios naturales?

Estas plantas no están reguladas como los medicamentos tradicionales y no precisan someterse a pruebas estrictas para colocarse a la venta. Por ello hay que ser muy cuidadosos a la hora de utilizarlas, ya que el hecho de que sean naturales o que se hayan empleado durante años de forma popular no quiere decir que sean seguras.

Muchas pueden ser tóxicas si se consumen en dosis altas o causar interacciones con otros fármacos.

EPÍLOGO

Las enfermedades de larga duración siempre son un reto para los pacientes porque hay algunas cosas en su vida que deben cambiar, por ejemplo, acostumbrarse a tomar medicamentos todos los días, cambiar de dieta y aprender a hacer ejercicio con regularidad. La tiroiditis de Hashimoto no es una causa de muerte a menos de que no se lleve un control adecuado, así que no hay de qué preocuparse si te diagnostican, podrás recobrar la salud siempre que sigas las indicaciones de tu médico.

No abandones tu vida por la enfermedad

Es cierto que tendrás algunos días en los que no te sientes bien, pero esto puede ocurrir solo mientras te acostumbras a las dosis del reemplazo y no por esto es necesario que abandones algunos aspectos de tu vida como salir con tus amigos, pareja o familia.

Tampoco debes dejar las actividades que te gustan, solo reduce la intensidad o toma algunos días libres, luego podrás regresar.

Comunica tus inquietudes

Conversar con tu familia y amigos sobre lo que te sucede, tus dudas, miedos y en qué consiste tu tratamiento, esto te ayudará a asimilar mejor la situación en incluso puedes recibir apoyo para cambiar de hábitos.

También es importante que mantengas una comunicación honesta y abierta con tu médico, aunque sea una persona que apenas conoces es importante que comentes tus dudas sobre la enfermedad, que le pidas consejos y si quieres utilizar una nueva terapia deberás comunicarlo.

Normalmente se ve a los doctores de una manera ajena y distante, al igual que los profesores, pero en realidad son fuentes de información valiosa que no deberías depreciar.

Es preferible que consultes con el médico que lleva tu caso a que lo hagas en internet y te automediques, que es más riesgoso y en la mayoría de casos no tiene buenos resultados.

Hoy en día es posible vivir con una enfermedad crónica y sentirse pleno, libre de limitaciones, como todo, siempre hay algo positivo de cada situación si tienes la paciencia suficiente para prestar atención.

REFERENCIAS BIBLIOGRAFICAS

Referencias de la sección 1

(1) Sategna-Guidetti C, Volta U, Ciacci C, Usai P, Carlino A, De Franceschi L, Camera A, Pelli A, Brossa C. Prevalence of thyroid disorders in untreated adult celiac disease patients and effect of gluten withdrawal: an Italian multicenter study. Am J Gastroenterol. 2001; 96(3):751-7

(2) Alberto Rubio-Tapia, M.D., Mussarat W. Rahim, M.B.B.S., Jacalyn A. See, M.S., R.D., L.D., Brian D. Lahr, M.S., Tsung-Teh Wu, M.D., and Joseph A. Murray, M.D. (2010) Mucosal Recovery and Mortality in Adults with Celiac Disease after Treatment with a Gluten-Free Diet. Am J Gastroenterol. 2010 Jun; 105(6): 1412–1420.Published online 2010 Feb 9. doi: 10.1038/ajg.2010.10

(3) David Wheatley (2001) Stress-induced insomnia treated with kava and valerian: singly and in combination. Hum Psychopharmacol. 2001 Jun;16(4):353-356. doi: 10.1002/hup.299.

(4) T. W. Fischer MD, U. C. Hipler PhD, P. Elsner MD (2007) Effect of caffeine and testosterone on the proliferation of human hair follicles in vitro. First published: 03 January 2007 https://doi.org/10.1111/j.1365-4632.2007.03119.x

(5) James W. Daily,1 Mini Yang,2 and Sunmin Park (2016) Efficacy of Turmeric Extracts and Curcumin for Alleviating the Symptoms of Joint Arthritis: A Systematic Review and Meta-Analysis of Randomized Clinical Trials. J Med Food. 2016 Aug 1; 19(8): 717–729.Published online 2016 Aug 1. doi: 10.1089/jmf.2016.3705

(6) Van Zuuren EJ, Albusta AY, Fedorowicz Z, Carter B, Pijl H. Selenium supplementation for Hashimoto's thyroiditis. Cochrane Database of Systematic Reviews 2013, Issue 6. Art. No.: CD010223. DOI: 10.1002/14651858.CD010223.pub2

(7) Pal A et al. Iodine plus n-3 fatty acid supplementation augments rescue of postnatal neuronal abnormalities in iodine-deficient rat cerebellum. Br J Nutr. 2013;110(4):659-70.

(8) Abd Allah ES, Gomaa AM, Sayed MM. The effect of omega-3 on cognition in hypothyroid adult male rats. Acta Physiol Hung. 2014;101(3):362-76.

(9) Zimmermann MB, Wegmüller R, Zeder C, Chaouki N, Torresani T. The effects of vitamin A deficiency and vitamin A supplementation on thyroid function in goitrous children. J Clin Endocrinol Metab. 2004;89(11):5441-7

(10) Deshpande UR, Joseph LJ, Patwardhan UN, Samuel AM. Effect of antioxidants (vitamin C, E andturmeric extract) on methimazole induced hypothyroidism in rats. Indian J Exp Biol. 2002;40(6):735-8.

(11) Hackney A, Dobridge J. Thyroid hormones and the interrelationship of cortisol and prolactin: influence of

prolonged, exhaustive exercise. Endokrynol Pol. 2009 Julio-Agosto; 60(4):252-7.

Referencias de la Sección 2

ACOG guidelines at a glance: Thyroid disease in pregnancy. (2015). contemporaryobgyn.net/obstetrics-gynecology-womens-health/acog-guidelines-glance-thyroid-disease-pregnancy

Alemu, A., Terefe, B., Abebe, M., & Biadgo, B. (2016). Thyroid hormone dysfunction during pregnancy: A review. International journal of reproductive biomedicine, 14(11), 677–686.

Mincer DL, Jialal I. Hashimoto Thyroiditis. [Updated 2020 Aug 10]. In: StatPearls [Internet]. Treasure Island (FL): Stat Pearls Publishing; 2021 Jan-. Available from: https://www.ncbi.nlm.nih.gov/books/NBK459262/

Krysiak, R., Szkróbka, W., & Okopień, B. (2019). The Effect of Gluten-Free Diet on Thyroid Autoimmunity in Drug-Naïve Women with Hashimoto's Thyroiditis: A Pilot Study. Experimental and clinical endocrinology & diabetes : official journal, German Society of Endocrinology [and] German Diabetes Association, 127(7), 417–422. https://doi.org/10.1055/a-0653-7108

Mu, Q., Kirby, J., Reilly, C. M., & Luo, X. M. (2017). Leaky Gut As a Danger Signal for Autoimmune Diseases.

Frontiers in immunology, 8, 598. https://doi.org/10.3389/fimmu.2017.00598

Abbott, R. D., Sadowski, A., & Alt, A. G. (2019). Efficacy of the Autoimmune Protocol Diet as Part of a Multi-disciplinary, Supported Lifestyle Intervention for Hashimoto's Thyroiditis. Cureus, 11(4), e4556. https://doi.org/10.7759/cureus.4556

Asik, M., Gunes, F., Binnetoglu, E., Eroglu, M., Bozkurt, N., Sen, H., Akbal, E., Bakar, C., Beyazit, Y., &Ukinc, K. (2014). Decrease in TSH levels after lactose restriction in Hashimoto's thyroiditis patients with lactose intolerance. Endocrine, 46(2), 279–284. https://doi.org/10.1007/s12020-013-0065-1

Cirmi, S., Maugeri, A., Ferlazzo, N., Gangemi, S., Calapai, G., Schumacher, U., & Navarra, M. (2017). Anticancer Potential of Citrus Juices and Their Extracts: A Systematic Review of Both Preclinical and Clinical Studies. Frontiers in pharmacology, 8, 420. https://doi.org/10.3389/fphar.2017.00420

Ghavipour, M., Saedisomeolia, A., Djalali, M., Sotoudeh, G., Eshraghyan, M. R., Moghadam, A. M., & Wood, L. G. (2013). Tomato juice consumption reduces systemic inflammation in overweight and obese females. The British journal of nutrition, 109(11), 2031–2035. https://doi.org/10.1017/S0007114512004278

Calder P. C. (2017). Omega-3 fatty acids and inflammatory processes: from molecules to man. Biochemical Society transactions, 45(5), 1105–1115. https://doi.org/10.1042/BST20160474

Fabian, C. J., Kimler, B. F., & Hursting, S. D. (2015). Omega-3 fatty acids for breast cancer prevention and survivorship. Breast cancer research : BCR, 17(1), 62. https://doi.org/10.1186/s13058-015-0571-6

Tani, S., Kawauchi, K., Atsumi, W., Matsuo, R., Ashida, T., Imatake, K., Suzuki, Y., Yagi, T., Takahashi, A., Matsumoto, N., & Okumura, Y. (2021). Association among daily fish intake, white blood cell count, and healthy lifestyle behaviors in an apparently healthy Japanese population: implication for the anti-atherosclerotic effect of fish consumption. Heart and vessels, 36(7), 924–933. https://doi.org/10.1007/s00380-020-01769-9

Pereira, C., Souza, A., Vasconcelos, A. R., Prado, P. S., & Name, J. J. (2021). Antioxidant and anti-inflammatory mechanisms of action of astaxanthin in cardiovascular diseases (Review). International journal of molecular medicine, 47(1), 37–48. https://doi.org/10.3892/ijmm.2020.4783

Neupane, Nurakant & Kaur, Manpreet & Prabhakar, Dr Pranav & Kumar, Prabhakar. (2020). Treatment of Hashimoto's thyroiditis with herbal medication. International Journal of Green Pharmacy. 11. 10.22377/ijgp.v11i03.1140.

Panda, S., & Kar, A. (2005). Guggulu (Commiphoramukul) potentially ameliorates hypothyroidism in female mice.

Phytotherapy research : PTR, 19(1), 78–80. https://doi.org/10.1002/ptr.1602

Singh, K., &Thakar, A. B. (2018). A clinical study to evaluate the role of TriphaladyaGuggulu along with Punarnavadi Kashaya in the management of hypothyroidism. Ayu, 39(1), 50–55. https://doi.org/10.4103/ayu.AYU_62_17

Kimmatkar, N., Thawani, V., Hingorani, L., & Khiyani, R. (2003). Efficacy and tolerability of Boswellia serrata extract in treatment of osteoarthritis of knee--a randomized double blind placebo controlled trial. Phytomedicine: international journal of phytotherapy and phytopharmacology, 10(1), 3–7. https://doi.org/10.1078/094471103321648593

Kimmatkar, N., Thawani, V., Hingorani, L., & Khiyani, R. (2003). Efficacy and tolerability of Boswellia serrata extract in treatment of osteoarthritis of knee--a randomized double blind placebo controlled trial. Phytomedicine: international journal of phytotherapy and phytopharmacology, 10(1), 3–7. https://doi.org/10.1078/094471103321648593

Anshita Gupta, Suchita Wamankar, Bina Gidwani, Chanchal Deep Kaur. HERBAL DRUGS FOR THYROID TREATMENT. International Journal of Pharmacy and Biological Sciences. IJPBS | Volume 6 | Issue 1 | JAN-MAR | 2016 | 62-70. https://www.ijpbs.com/ijpbsadmin/upload/ijpbs_572a3e8ca4615.pdf

Puttarak, P., Dilokthornsakul, P., Saokaew, S. et al. Effects of Centella asiatica (L.) Urb. on cognitive function and mood related outcomes: A Systematic Review and Meta-analysis. Sci Rep 7, 10646 (2017). https://doi.org/10.1038/s41598-017-09823-9

Sharma, A. K., Basu, I., & Singh, S. (2018). Efficacy and Safety of Ashwagandha Root Extract in Subclinical Hypothyroid Patients: A Double-Blind, Randomized Placebo-Controlled Trial. Journal of alternative and complementary medicine (New York, N.Y.), 24(3), 243–248. https://doi.org/10.1089/acm.2017.0183

Chandrasekhar, K., Kapoor, J., & Anishetty, S. (2012). A prospective, randomized double-blind, placebo-controlled study of safety and efficacy of a high-concentration full-spectrum extract of ashwagandha root in reducing stress and anxiety in adults. Indian journal of psychological medicine, 34(3), 255–262. https://doi.org/10.4103/0253-7176.106022

Wankhede, S., Langade, D., Joshi, K., Sinha, S. R., & Bhattacharyya, S. (2015). Examining the effect of Withaniasomnifera supplementation on muscle strength and recovery: a randomized controlled trial. Journal of the International Society of Sports Nutrition, 12, 43. https://doi.org/10.1186/s12970-015-0104-9

Mahdi, A. A., Shukla, K. K., Ahmad, M. K., Rajender, S., Shankhwar, S. N., Singh, V., &Dalela, D. (2009). Withaniasomnifera Improves Semen Quality in Stress-Related Male Fertility. Evidence-based complementary and alternative medicine: eCAM, 2011, 576962. Advance online publication. https://doi.org/10.1093/ecam/nep138

Hadi, V., Kheirouri, S., Alizadeh, M., Khabbazi, A., & Hosseini, H. (2016). Effects of Nigella sativa oil extract on inflammatory cytokine response and oxidative stress status in patients with rheumatoid arthritis: a randomized, double-blind, placebo-controlled clinical trial. Avicenna journal of phytomedicine, 6(1), 34–43.

N.A. Noor, H.M. Fahmy, F.F. Mohammed, A.A. Elsayed, N.M. Radwan Nigella sativa amliorates inflammation and demyelination in the experimental autoimmune encephalomyelitis-induced Wistar rats. Int. J. Clin. Exp. Pathol., 8 (6) (2015), pp. 6269-6286

M.A. Farhangi, P. Dehghan, S. Tajmiri, M.M. Abbasi. The effects of Nigella sativa on thyroid function, serum Vascular Endothelial Growth Factor (VEGF) – 1, Nesfatin-1 and anthropometric features in patients with Hashimoto's thyroiditis: a randomized controlled trial. BMC Complement Altern. Med., 16 (1) (2016), p. 471

Yang, M., Akbar, U., & Mohan, C. (2019). Curcumin in Autoimmune and Rheumatic Diseases. Nutrients, 11(5), 1004. https://doi.org/10.3390/nu11051004

Stancioiu, F., Mihai, D., Papadakis, G. Z., Tsatsakis, A., Spandidos, D. A., &Badiu, C. (2019). Treatment for benign thyroid nodules with a combination of natural extracts. Molecular medicine reports, 20(3), 2332–2338. https://doi.org/10.3892/mmr.2019.10453

Sharifi-Rad, J., Rayess, Y. E., Rizk, A. A., Sadaka, C., Zgheib, R., Zam, W., Sestito, S., Rapposelli, S., Neffe-Skocińska, K., Zielińska, D., Salehi, B., Setzer, W. N.,

Dosoky, N. S., Taheri, Y., El Beyrouthy, M., Martorell, M., Ostrander, E. A., Suleria, H., Cho, W. C., Maroyi, A., ... Martins, N. (2020). Turmeric and Its Major Compound Curcumin on Health: Bioactive Effects and Safety Profiles for Food, Pharmaceutical, Biotechnological and Medicinal Applications. Frontiers in pharmacology, 11, 01021. https://doi.org/10.3389/fphar.2020.01021

Sanmukhani, J., Satodia, V., Trivedi, J., Patel, T., Tiwari, D., Panchal, B., Goel, A., & Tripathi, C. B. (2014). Efficacy and safety of curcumin in major depressive disorder: a randomized controlled trial. Phytotherapy research : PTR, 28(4), 579–585. https://doi.org/10.1002/ptr.5025

Jawa, A., Jawad, A., Riaz, S. H., Assir, M. Z., Chaudhary, A. W., Zakria, M., &Akram, J. (2015). Turmeric use is associated with reduced goitrogenesis: Thyroid disorder prevalence in Pakistan (THYPAK) study. Indian journal of endocrinology and metabolism, 19(3), 347–350. https://doi.org/10.4103/2230-8210.152768

Muscogiuri, G., Tirabassi, G., Bizzaro, G. et al. Vitamin D and thyroid disease: to D or not to D?. Eur J Clin Nutr 69, 291–296 (2015). https://doi.org/10.1038/ejcn.2014.265

Mazokopakis, E. E., Papadomanolaki, M. G., Tsekouras, K. C., Evangelopoulos, A. D., Kotsiris, D. A., & Tzortzinis, A. A. (2015). Is vitamin D related to pathogenesis and treatment of Hashimoto's thyroiditis?. Hellenic journal of nuclear medicine, 18(3), 222–227.

Moncayo, R., & Moncayo, H. (2014). The WOMED model of benign thyroid disease: Acquired magnesium deficiency due to physical and psychological stressors relates to dysfunction of oxidative phosphorylation. BBA clinical, 3, 44–64. https://doi.org/10.1016/j.bbacli.2014.11.002

Wang, K., Wei, H., Zhang, W., Li, Z., Ding, L., Yu, T., Tan, L., Liu, Y., Liu, T., Wang, H., Fan, Y., Zhang, P., Shan, Z., & Zhu, M. (2018). Severely low serum magnesium is associated with increased risks of positive anti-thyroglobulin antibody and hypothyroidism: A cross-sectional study. Scientific reports, 8(1), 9904. https://doi.org/10.1038/s41598-018-28362-5

Fallahi, P., Ferrari, S. M., Elia, G., Ragusa, F., Paparo, S. R., Caruso, C., Guglielmi, G., & Antonelli, A. (2018). Myo-inositol in autoimmune thyroiditis, and hypothyroidism. Reviews in endocrine & metabolic disorders, 19(4), 349–354. https://doi.org/10.1007/s11154-018-9477-9

Werneck, F. Z., Coelho, E. F., Almas, S. P., Garcia, M., Bonfante, H., Lima, J., Vigário, P., Mainenti, M., Teixeira, P., & Vaisman, M. (2018). Exercise training improves quality of life in women with subclinical hypothyroidism: a randomized clinical trial. Archives of endocrinology and metabolism, 62(5), 530–536. https://doi.org/10.20945/2359-3997000000073

Ciloglu, F., Peker, I., Pehlivan, A., Karacabey, K., Ilhan, N., Saygin, O., & Ozmerdivenli, R. (2005). Exercise intensity and its effects on thyroid hormones. Neuro endocrinology letters, 26(6), 830–834.

Tanriverdi, A., Ozcan Kahraman, B., Ozsoy, I., Bayraktar, F., Ozgen Saydam, B., Acar, S., Ozpelit, E., Akdeniz, B.,

&Savci, S. (2019). Physical activity in women with subclinical hypothyroidism. Journal of endocrinological investigation, 42(7), 779–785. https://doi.org/10.1007/s40618-018-0981-2

Copyright © 2022 Mario Vega Carbó

Todos los derechos reservados

Sobre el autor

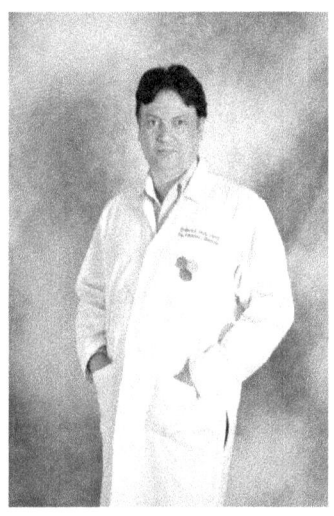

Dr. Mario Vega Carbó

Médico- Endocrinólogo

- ✓ Médico cubano graduado en 1994.
- ✓ Especialista en Endocrinología y Medicina Familiar.
- ✓ Máster en Longevidad y Ultrasonografía.
- ✓ Profesor de Fisiopatología Médica.
- ✓ Amante de hacer el bien, la familia y la naturaleza.

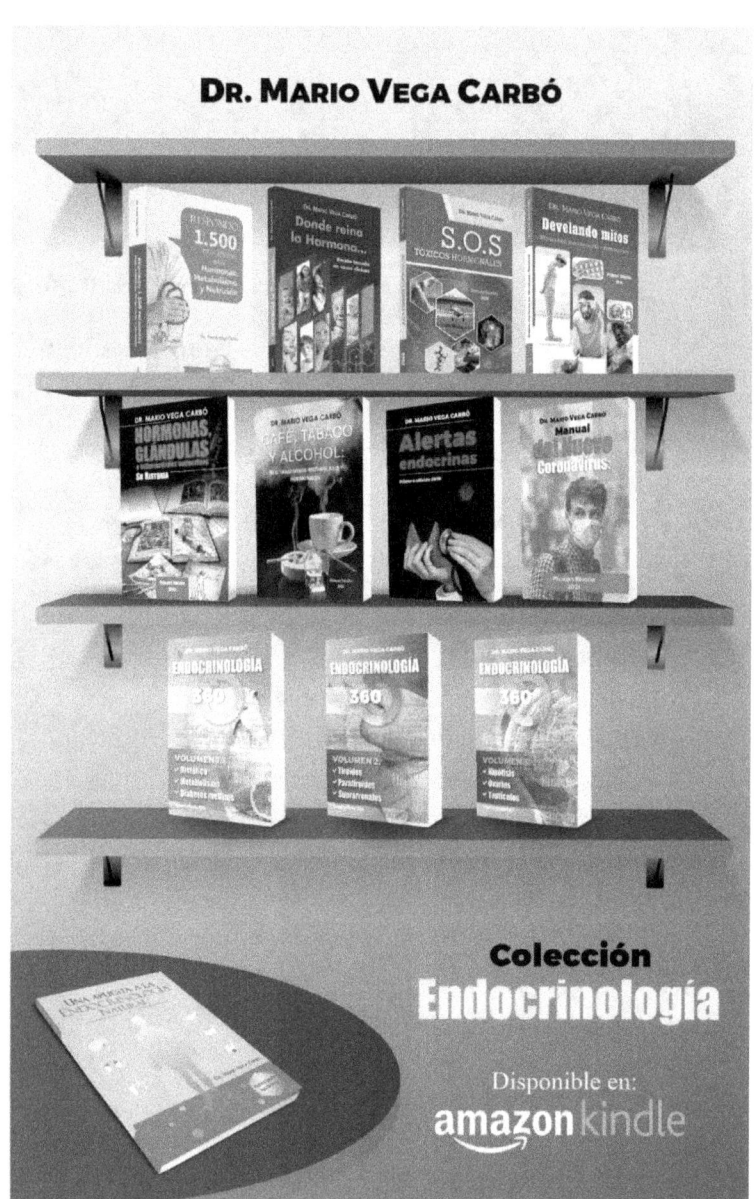

MEDICINA SALUDABLE 2022:

VII. Tiroiditis de Hashimoto

La serie de **Medicina Saludable 2022** contiene una colección innovadora de textos con tres secciones: *Básico, Avanzado y Experto*. En cada título el autor, **Dr. Mario Vega Carbó,** recomienda alimentos, recetas, suplementos, rutinas de ejercicio, plantas medicinales y consejos para tratar de manera natural los problemas metabólicos y hormonales más comunes.

Otros libros de esta colección:

Medicina Saludable 2022:

- I. Colesterol y triglicéridos.
- II. Hígado graso.
- III. Hipertensión arterial.
- IV. Diabetes mellitus.
- V. Obesidad y sobrepeso.
- VI. Hipotiroidismo primario.
- **VII. Tiroiditis de Hashimoto.**
- VIII. Hipertiroidismo primario.
- IX. Osteopenia y osteoporosis.
- X. Cálculos renales.
- XI. Trastornos menstruales.
- XII. Ovarios poliquísticos.
- XIII. Fertilidad e infertilidad.
- XIV. Climaterio y menopausia.
- XV. Testosterona baja.

Otros Libros de Endocrinología

Disponible enlace en Amazon KDP: https://lnkd.in/eEMs5bJ

1. Una apuesta a la endocrinología natural.
http://rxe.me/GHRJ29
2. Respondo 1.500 preguntas sobre: Hormonas, metabolismo y nutrición.
http://rxe.me/BFCB11
3. Donde reina hormona...ficción basada en casos clínicos.
http://rxe.me/FY8PW1
4. S.O.S Tóxicos hormonales.
http://rxe.me/NB39TH
5. Develando mitos: Metabolismo, Endocrinología y Reproducción.
http://rxe.me/X54X2L
6. Hormonas , glándulas y enfermedades endocrinas . Su historia.
http://rxe.me/WH5B9S
7. Café , tabaco y alcohol : Sus trastornos metabólicos y hormonales.
http://rxe.me/X94J9Q
8. Alertas endocrinas.
http://rxe.me/PW28RS
9. Endocrinología 360: Volumen 1. Dietética, Metabolismo y Diabetes mellitus.
http://rxe.me/F6P81P
10. Endocrinología 360: Volumen 2. Tiroides, Paratiroides y Suprarrenales.
http://rxe.me/MNMXH6
11. Endocrinología 360: Volumen 3. Hipófisis, Ovarios y Testículos.
http://rxe.me/MY2R2F
12. Manual del nuevo coronavirus
https://www.amazon.com/gp/product/B08WK2HCK7/

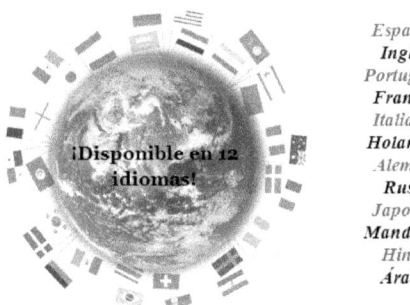

¡Disponible en 12 idiomas!

Español
Inglés
Portugués
Francés
Italiano
Holandés
Alemán
Ruso
Japonés
Mandarín
Hindi
Árabe

Formatos: eBook Kindle, Tapa Blanda y Audiolibros.
Disponible en: Amazon, Market Place de Facebook y Sitio web.

Presencia online

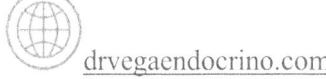 drvegaendocrino.com

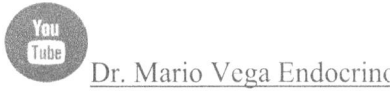 Dr. Mario Vega Endocrino

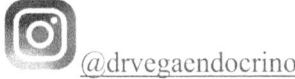 @drvegaendocrino

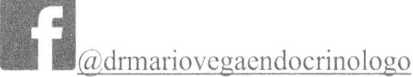 @drmariovegaendocrinologo

SINOPSIS

La tiroiditis de Hashimoto es la enfermedad autoinmune de la tiroides más frecuente, responsable por gran parte de los casos de hipotiroidismo principalmente en la edad adulta. Se trata de una dolencia sistémica que puede aparecer aisladamente o en conjunto con otras alteraciones del sistema inmunológico que afecten otras glándulas endocrinas. Por tanto, es indispensable conocer más sobre esta enfermedad y sobre las estrategias para detener su avance y maximizar los beneficios del tratamiento médico tradicional.

En este libro, **el Dr. Mario Vega Carbó, endocrinólogo** con más de 20 años de experiencia clínica, resume los principales aspectos que debes conocer sobre la **Tiroiditis de Hashimoto**, en este libro especializado, parte de la colección **Medicina Saludable**. Se presentan innovadoras estrategias de tratamiento complementar, fundamentados en recetas saludables, uso de suplementos naturales, recomendaciones sobre los suplementos sintéticos, y rutinas de ejercicio físico ideales para estos pacientes.

Son tres secciones, principiante-avanzado- experto, en las que descubrirás recetas, remedios naturales, beneficios de los grupos de alimentos, y muchos más consejos prácticos para manejar la tiroiditis de Hashimoto, cumpliendo con las recomendaciones expuestas en este libro en conjunto con las indicaciones de tu médico.

www.ingramcontent.com/pod-product-compliance
Lightning Source LLC
Chambersburg PA
CBHW052344220526
45465CB00003BA/954